上 海 市 老 年 教 育 推 荐 用 书
上 海 市 老 年 教 育 教 材 研 发 中 心

疫苗

YIMIAO
YU JIANKANG

与健康

U0397646

上海教育出版社
SHANGHAI EDUCATIONAL
PUBLISHING HOUSE

上海市老年教育推荐用书编委会

本册主编

张文宏　　王新宇

合作单位

复旦大学附属华山医院

前言

  上海市老年教育推荐用书是在上海市学习型社会建设与终身教育促进委员会办公室、上海市老年教育工作小组办公室和上海市教委终身教育处的指导下，由上海市老年教育教材研发中心牵头，联合有关单位和专家共同研发的系列推荐用书。该系列用书秉承传承、规范、创新的原则，以国家意志为引领，以地域特色为抓手，以市民需求为出发点，具有新时代中国特色、上海特点，丰富老年人的教育学习资源，满足老年人的精神文化需求。

  本次出版的推荐用书既包含"上海时刻"中华人民共和国成立 70 周年献礼、生活垃圾分类、美术鉴赏、传染病与健康、老年人触手可及的 AI 技术等紧扣时代热点和社会关注的内容，也包含老年人权益保障、老年人心理保健、四季养生、家居艺术插花、合理用药等围绕老年人生活需求的内容。在教材内容和体例上尽量根据老年人学习的特点进行编排，在知识内容凝练的前提下，强调基础、实用、前沿，语言简明扼要、通俗易懂，让老年学员看得懂、学得会、用得上。在教材表现形式上，充分利用现代信息技术和多媒体手段，以纸质书为主，辅以电子书、有声读物、学习课件、微课等多种学习资源。完善"指尖上的老年教育"微信公众号的教育服务功能，打造线上线下灵活多样的学习方式，积极构建泛在可选的老年学习环境。

"十三五"期间，上海市老年教育教材研发中心共计策划出版上海市老年教育推荐用书50本。这是一批可供老年教育机构选用的教学资源，能改善当前老年教育机构缺少适宜教学资源的实际状况，也能为老年教育教学者提供教学材料、为老年学习者提供学习读本。本系列推荐用书的出版是推进老年教育内涵发展，提升老年教育服务能力的重要举措，积极践行"在学习中养老"的教育理念，为老年人提供高质量的学习资源服务，进一步提高老年人的生命质量与幸福指数，促进社会和谐与文明进步。

本套上海市老年教育推荐用书凝聚了无数人的心血。感谢各级领导和专家的悉心指导，感谢各位老年教育同行的出谋划策，感谢其他所有为本套推荐用书的出版工作作出努力和贡献的老师。

上海市老年教育教材研发中心

2020 年 2 月

编者的话

　　疫苗是人类医学史上最伟大的发明之一，也是预防控制各类传染病最有效的手段之一，它就像一位忠实的勇士，时刻护卫着人类的生命与健康。

　　随着新冠病毒变异株在全球反复流行，我国"外防输入、内防反弹"的压力不断增大，老年人发生感染的风险也持续上升。在国际和国内的疫情，特别是近期奥密克戎变异株的流行情况均提示，新冠病毒感染后造成的重症和死亡病例多发生在以老年人为主的脆弱人群中，因此加快推进老年人群的新冠疫苗接种，无论对老年人本人还是对家庭、社会来说都意义重大。

　　为了尽快构筑全民免疫屏障，守护老年人的生命健康，我们策划、编写了这本《疫苗与健康》，旨在指导老年人正确认识疫苗接种的重要性、科学性和安全性。

　　本书共分为四章，不仅深入浅出地解读了疫苗的发现史、发展历程及未来趋势，还采用故事、案例与图片相结合的方式，将12种疫苗研发背后的故事娓娓道来。在写作风格上，本书力求贴近老年人的实际生活，语言生动，通俗易懂，融科学性、知识性、趣味性于一体；在呈现形式上，本书图文并茂，符合老年人的认知规律和心理特点。希望大家看完本书后，能够了解更多与疫苗相关的知识，消除认识上的误区，为疫情防控贡献"一臂之力"。

现代疫苗的发展方向，就是用更安全、更高效的技术手段预防更多威胁人类健康的疾病。从爱德华·詹纳发现牛痘可预防天花到天花被人类消灭，已历经近两个世纪，而新冠疫苗从问世到现在还不到两年时间，因此现阶段的新冠疫苗远称不上完美。但我们有足够的理由相信，新技术的运用必将使人类掌握和新冠疫情斗争的主动权，获得这场世纪大流行的最终胜利。

本书由复旦大学附属华山医院感染科张文宏主任、王新宇副主任医师领衔的专家团队编写，阮巧玲、周晛、刘其会、李仲华、杨清銮医生参与了全书的修改及审定工作。

本书在编写时参考了多种中外史料及论著，限于篇幅和体裁，未能在书中一一标注，谨向这些作者和出版者表示衷心的谢忱。

编者

2022 年 6 月

目录

第一章

历史上的
疫情终结者

一、根除天花：一场载入史册的胜利

　　距世界卫生组织宣布在全球范围内消灭天花已过去 40 多年，如今我们在日常生活中已很难见到感染天花的幸存者，但每当谈起传染病和疫苗的历史，大多数人首先想到的还是天花。这是一种由天花病毒引起的烈性传染病，困扰人类的时间至少有 3000 年之久，仅在 20 世纪就导致 3 亿人死亡，相当于平均每年死亡 400 万人。

　　说起天花，就不得不提牛痘，有人说牛痘是世界上最早的疫苗，其实不然。中国古代人民在很久之前就发明了自己的天花疫苗——人痘，人痘接种法也在消灭天花的历史上留下了光辉的一页。

人痘接种源自中国

　　天花是一种古老的疾病，无论是从古籍典册还是考古遗迹中，我们都早已发现了天花的踪迹。

　　我国最早关于天花病情的明确记录出现在东晋著名医学家葛洪所著的《肘后救卒方》中。这是中国医学史上第一部临床实用手册，因可随身携带，被誉为"衣袖里的急救宝典"。书中记载道："比岁有病时行，乃发疮头面及身，须臾周匝，状如火创，皆带白浆，随决随生。不即治，剧者多死；治得差者，疮瘢紫黑，弥岁方灭，此恶毒之气。"意思是等到这个病流行的时候，疮发满头、脸和身体，不久就布满全身，就像火烧的创伤一样，都带有白色的液体，随时会脱落和生出来，如果不马上治疗，病重的大多都会死，治疗后病愈的人，留有紫黑色的疮痂，过了很久才会消失，这是很厉害的毒气。以上内容与现代医学对天花临床表现的描述高度一致。

在和天花长期斗争的过程中，人们渐渐发现了它的秘密：第一，虽然天花是一种致命的疾病，但患者只要度过危重的急性期就能恢复健康，并且终身不再复得；第二，天花具有传染性，接触天花患者或其衣物都可能导致发病；第三，如果只是少量接触天花患者的痂疮，虽然也会发病，但病情并不严重。

基于上述认识，我国古代的医生开始尝试让健康的人主动接触天花患者，从而避免今后再次被感染，这就是人痘接种的雏形。到了明

中国古人尝试将磨碎的天花脓疱痂皮吹入儿童的鼻孔，使他们获得永久的免疫力。

清时期，我国的人痘接种法逐渐成熟，常见的有三种方式：痘浆法，即将患者结痂的脓液放入健康儿童的鼻孔；痘衣法，即让健康儿童穿上患者的衣服；旱苗法，即通过银管将来自患者病程晚期的干燥粉状的天花痂皮吹入鼻腔。接种人痘后的儿童会在大约 7 天内出现发热，多数症状轻微，但可获得永久的免疫力，终身不再患天花。

经过不断的改进，人痘接种法逐渐流传到印度和北非，进而传入欧洲和美洲。1700 年，英国皇家学会首次通过演讲公开介绍了来自中国的鼻内种痘术。1721 年，在英国皇室的赞助和皇家医生的指导下，来自伦敦纽盖特监狱的 6 名死囚接受了针刺人痘接种试验。当时的国王乔治一世承诺，如果他们接触天花患者后能够存活，将被免除死刑。结果试验效果非常好，这 6 名死囚均表现出对天花的抵抗力，并最终得到了特赦。

随后，人痘接种法开始在英国普及，但仍仅限于上流社会，因为当时的医学界认为这种做法风险过高，会伴有 2% 的死亡率、较低的严重发病率以及持续存在的传染威胁。

1. "人痘""牛痘"一字之差

从现代医学的角度看，人痘说到底还是具有活性的或者说灭活不彻底的天花病毒，有可能导致接种者丧命，所以当时接受这种方法的人并不多。而牛痘接种的出现彻底改变了这种局面。

在英国乡村，有人注意到挤奶女工因为在挤奶过程中接触了牛痘（一种主要感染牛群的疾病）便能够免受天花侵袭，而且她们中的大多数人皮肤光洁，没有天花留下的瘢痕。这时，一位划时代的人物——乡村医生爱德华·詹纳出现了，他以当时只在乡村流行的关于牛痘对天花的预防作用的知识为基础，对该问题展开了一系列研究。

在英国皇家学会拒绝刊印其研究结果后，1798 年，詹纳自费出版了一本名为《在英国西部尤其是格洛斯特郡发现的一种称为牛痘的疾病之成因和效果的调查》的小册子。在报告中，他系统地介绍了 23 个病例，其中有些涉及一个以上的个体，有些仅基于二手信息，但都详细地记录了牛痘对天花的预防作用的流行病学和试验证据。

其中最有名的是第 17 个病例，主人公是 8 岁的男孩菲普斯。詹纳先用挤奶女工的牛痘脓液对其进行接种，男孩表现出轻度感染的症状，随后很快痊愈。一个半月后，詹纳又用天花感染者的脓液再次对其进行接种，这一次男孩没有出现任何症状。

詹纳之所以被称为"免疫学之父"，并不是因为他第一个发现感染牛痘可以预防天花，也不是因为他不顾菲普斯的安危在其身上大胆进行试验，而是因为他不仅观察到了现象，还系统地进行记录，总结观察结果，提出科学假说，然后通过干预性的试验验证了这一假说。这种系统的科学思维正是现代人类社会一直倡导的科学精神，而在与人类疾病斗争的过程中，詹纳是第一个这么做的，他通过发表自己的研究结果，传播了最终被称为"疫苗接种"的概念，并开创了一个全新的医学领域——免疫学。

毫无疑问，与人痘接种相比，牛痘接种最大的优势是安全。由于牛痘病毒是天花病毒的近亲，毒性较弱，因此人类感染后可以产生免疫力，不仅能抵抗牛痘，还能抵抗天花，这就是我们如今常说的免疫力的交叉保护作用。

很多艺术作品再现了詹纳为菲普斯接种的历史性一幕。

什么是疫苗

　　疫苗是为了预防、控制疾病的发生或流行，用病原体（如细菌、病毒等）的成分或减毒的病原体等制成的可诱导机体产生特定性免疫力的生物制品。

　　英语中的"疫苗"（vaccine）和"疫苗接种"（vaccination）这两个词源自1798年爱德华·詹纳在其论文标题中所提到的牛痘（variolae vaccinae）。"vacca"为拉丁文，意思是奶牛。詹纳发现人类接种牛痘后能抵御天花，天花因此成为第一种人类通过接种疫苗所消灭的传染病。1881年，为了纪念詹纳，"微生物学之父"路易·巴斯德建议将这两个词引申到当时正在开发的新疫苗。

2. 从牛痘病毒到痘苗病毒

很快，牛痘就代替人痘成为人类预防天花的首选。但当大面积接种时，作为疫苗的牛痘痘液却不够用了，为此人们不得不故意在牛、羊、马等动物身上接种病毒，以获取更多的牛痘痘液。后来，随着疫苗生产从农场和个体医生转移到工业领域，人们通过对小牛、绵羊或水牛的表皮进行划痕接种，从含有脓液、血清和挤压淋巴液的皮肤刮屑中分离出病毒。

有意思的是，进入 20 世纪后，人们普遍接种的用于预防天花的疫苗已不再是詹纳最初使用的牛痘病毒，而是它的近亲——痘苗病毒。这种病毒来自正痘病毒家族，既不是引起天花的病因，也不是引起牛痘的病因。痘苗病毒的来源尚不清楚，科学家们推测或许是牛痘病毒在接种过程中和天花病毒重组后产生的，抑或是在对其他动物的痘科病毒进行病毒培养时，病毒为适应新的宿主发生了变异。不管怎样，痘苗病毒和牛痘病毒都为人们提供了强大的针对天花的交叉保护免疫力。

3. 第一种被永久根除的传染病

截至目前，人类发现的传染病成百上千，成功开发出疫苗的不过 30 来种，但最终被消灭的只有天花，这是为什么呢？

首先，天花病毒非常稳定，从未出现因病毒变异导致疫苗失效的情况，这和导致艾滋病的人类免疫缺陷病毒（HIV）完全不同。其次，人类是天花病毒在自然界的唯一宿主，因此一旦天花在人类中被消灭了，就相当于全球的天花被消灭了，不会出现因动物携带病毒再次感染人类造成天花重现人间的情况。再次，人类获得了非常高效的天花疫苗——痘苗病毒，接种后的保护率非常高，并且终身无须再次接种。最后，天花作为一种传染病，几乎没有亚临床感染（无症状感染者）的情况，因此鉴别是否感染相对明确。

鉴于上述原因，再加上杀伤力巨大，天花成了众矢之的。1967年，世界卫生组织启动"根除天花强化计划"，计划10年内在全球根除天花，但这个过程面临着一系列严峻的挑战。此前，即使有效的天花疫苗已使用了160多年，每年全世界依然出现了约1500万例天花病例。疫苗由谁生产，疫苗质量如何保证，疫苗如何分配和运送，如何组织现场接种，如何在最基层建立疾病监测和报告系统……可以说，只要有一个环节出了纰漏，整个计划就功亏一篑。

幸运的是，在世界各国的不懈努力下，根除天花计划最终取得了成功。到计划结束时，根除计划已在全球范围内提供了数亿剂天花疫苗，并在很多天花流行国家从无到有地建立起疾病监测和报告系统。1980年，世界卫生组织宣布天花已被彻底消灭。

天花是独一无二的，这体现在它不仅是第一种人类使用免疫接种的方法控制的传染病，也是迄今为止唯一一种人类通过自身努力消灭的传染病。回顾人类认识与防治天花的历史，可以发现要消灭一种病原体是多么困难——既取决于病原体本身的特征，也离不开全人类的共同努力。

二、巴斯德与首个实验室人类疫苗

狂犬病是一种历史非常悠久的传染病。和天花病毒只会感染人类不同，狂犬病毒可以感染绝大多数哺乳动物，人类只占极小一部分。狂犬病虽然传染性远不如天花，但造成的危害丝毫不比天花小——感染者一旦发病，病死率几乎为100%。直到一百多年前一位叫路易·巴斯德的法国科学家出现，这种可怕的疾病才变得可防可控。

巴斯德是世界公认的微生物学创始人，他的众多贡献涉及生活的方方面面，且被沿用至今，其中最广为人知的是他一生中成功开发了包括狂犬病疫苗在内的四种疫苗。2005年，在法国举行的"最伟大的法国人"评选活动中，巴斯德名列第二位，仅次于法国前总统戴高乐，足见他在科学领域影响之深远。

"意外"征服禽霍乱

凭借在工业化学及微生物学领域的卓越贡献，巴斯德在55岁前便已声名大噪。此后，他逐渐把兴趣和主要精力转移到疫苗和传染病领域，遵循的思路与詹纳相似，都是基于以下观察结果：对于有些传染病，例如麻疹和天花，人们感染后可获得免疫力，不会复得。

巴斯德通过疫苗征服的第一种疾病是禽霍乱——一种在鸡舍中流行的禽类呼吸道疾病，可导致大量禽类死亡，对养殖业危害甚大。引巴斯德证明，加热灭菌、化学灭菌或空气和水的过滤可以将有机物无限期地保持在无菌条件下而无任何微生物生长。

起这种疾病的是一种细菌，虽然并非由巴斯德首先分离得到，但命名时采用了他的名字，现在被称为多杀巴斯德菌。

当时，这种细菌已经可以在实验室环境中生长，用培养到的细菌再去接种动物，依旧能够杀死鸡和兔子。然而1879年的一天，巴斯德和助手休假后回到实验室，发现用培养了一个月（远远超出常规的培养时间）的细菌接种鸡时，鸡还是活蹦乱跳的，显然细菌"失效"了。更神奇的是，凡是接种了这种过期培养物的鸡，当再次接种高致命性的新鲜培养物时，全都安然无恙，而之前未接种这种过期细菌的鸡却因无法抵抗新鲜培养物的接种死得精光。

如何解释这种现象呢？巴斯德敏锐地意识到一定是这种细菌在实验室过长时间的培养中降低了毒力，而用毒力极弱的细菌给鸡接种，能使其获得免疫力。在随后的研究中他又发现，在密闭环境下培养的细菌能够维持原来的毒性，而一旦暴露在空气中，毒力就会在一段时间后降低。他把这种毒力逐渐下降的现象称为减毒。禽霍乱的疫苗，也是人类历史上第一种减毒活疫苗，就这样歪打正着地诞生了。

作为一名致力于解决实际问题的科学家，巴斯德并不认为减毒活疫苗的发现只是一个偶然现象，他曾经说过的一句话或许准确地诠释了这种巧合："在观察的领域中，机遇只偏爱那种有准备的头脑。"

1. 温度也能改变细菌的毒力

在拿禽霍乱小试牛刀后，巴斯德瞄准了另一种严重影响畜牧业的传染病——炭疽。当时，欧洲每年有数千头牲口因感染炭疽而死，尤其是绵羊。

1876 年，德国医生罗伯特·科赫首次分离出炭疽的致病菌——炭疽杆菌。巴斯德则拓展了科赫的工作，着重研究炭疽在动物中传播的途径。他发现死于炭疽的动物尸体被埋葬后，蚯蚓在土壤中的活动会将该区域泥土中的炭疽芽孢重新带回地表，芽孢随后又会感染在相同田地中放牧的动物。在这一发现的基础上，巴斯德准备开发炭疽疫苗。有人建议巴斯德研制灭活疫苗，因为他的竞争对手——图卢兹兽医学院的教授图森宣称已使用热灭活的细菌制剂成功保护四只狗免受炭疽的侵害。但巴斯德基于防治禽霍乱的经验，坚持选择研制减毒活疫苗。

当时大家都知道炭疽可以杀死各种牲畜，除了鸡。巴斯德认为这可能和鸡相对较高的体温有关，进而推测高温可减弱炭疽杆菌的致病性，于是他通过将培养物在较高的温度下进行培养（42℃—43℃下保持8天）来制备疫苗。

这一次他又成功了。1881 年，巴斯德先后两次在公开试验中展示了炭疽疫苗的保护作用。到 1894 年，欧洲已有数百万只绵羊接种了巴斯德的炭疽疫苗，炭疽死亡率不到 1%。

2. 首个实验室减毒人类疫苗内藏玄机

19 世纪 80 年代，巴斯德运用减毒的方法，针对另一种动物的疾病——猪丹毒，成功研发出第三种疫苗。然而对于他科学生涯中最彰显其天才和魄力的发现——狂犬病疫苗，巴斯德采取了一种并不完全相同的思路和方法。

19 世纪，狂犬病在欧洲广泛流行，主要感染的动物包括狗、狐狸和狼，被咬伤的人大多会在症状出现后的 5 天内死亡。

当时，科学家已发现狂犬病可在兔子中连续传播（潜伏期约 18 天），而如果将狂犬病患者的唾液接种兔子皮下，潜伏期将缩短为 4 天左右。1881 年，巴斯德和团队通过接种中枢神经和脊髓液，使兔子成功地感染狂犬病，这一发现表明：狂犬病的病原体不仅存在于唾液中，还存在于神经系统中。

1884 年，巴斯德加快了对狂犬病的研究。虽然受当时的条件限制，他并没有分离出狂犬病的病原体（现在我们知道狂犬病是由一种比细菌小得多的病原体——病毒所造成的），但他在日复一日的实验中发现，狂犬病在猴子中的连续传播会减弱这种病原体的致病性，表现为潜伏期变长，在兔子中的连续传播则会引起毒力更强的狂犬病，表现为潜伏期缩短。到 1885 年，狂犬病疫苗已初露端倪。

通过在兔子脑内接种并不断传代，巴斯德最终得到了一种致命的病原体，并将潜伏期缩短至 7 天。他从病死的兔子身上取出一小段脊髓，悬挂在无菌烧瓶里使其干燥，发现其毒力会逐渐变弱，15 天后毒力甚至完全消失。巴斯德还在实验中发现，如果狗反复接种这种干燥了 15 天的脊髓组织，即使在脑内接种致命的病原体，也不会再发病。

巴斯德在实验室观察放在瓶中干燥的兔子脊髓。

巴斯德推测这可能是因为狗在之前的接种后已产生了具有保护作用的免疫反应。他先后使用了 50 条狗做实验，这按目前的标准看也称得上是大规模研究了。

如果说狂犬病疫苗的开创性之一是利用动物的神经系统传代减毒，那么暴露后预防便是开创性之二。

巴斯德认识到，狂犬病的暴露（多数是被狗咬）是无法预料的，如果一个人能够在被咬伤后进行接种，并且在狂犬病的潜伏期结束前产生抵抗力，那么疫苗的效益无疑是最高的。这种看疫苗和病毒比赛谁更快发挥作用的思路极具突破性，但也受到许多来自权威认知、传统理论的质疑。

巴斯德第一次将治疗性疫苗应用于人类狂犬病是在 1885 年， 患者是 9 岁的约瑟夫·迈斯特，他被一只疯狗多处咬伤，但尚未出现狂犬病的症状。巴斯德安排两名医生对迈斯特进行检查，医生们都认为他极有可能死于狂犬病，并建议使用巴斯德的试验性疫苗。

第一次接种时，迈斯特被狗咬伤已有约 60 小时。医生在他右上腹的皮肤内接种了干燥 15 天的兔子脊髓悬液，也就是减毒最多、毒力最弱的一种。在接下来的 10 天内，迈斯特又接受了 12 次接种，每次接种的疫苗因干燥天数逐渐减少，毒力变得越来越强，最后一剂脊髓制剂仅干燥了 1 天。完成接种后，迈斯特在巴黎待了三周，并没有发病，安全地回到家中。

由于巴斯德不是医生，因此对人的接种必须请医生完成。

严格地看，由于并不是所有被动物咬伤的患者都会发病，即使是被确定带有狂犬病毒的动物咬伤，是否发病也与病毒的载量、伤口的大小等多种因素有关，因此很难评估针对天然狂犬病感染的疫苗的功效。唯一可以确认的是，迈斯特在接种了毒力更强的狂犬病疫苗后，没有出现任何临床症状。他后来在巴斯德研究所担任保安，一直活到 64 岁。

为什么接种疫苗能预防传染病

我们可以这样描述病原体攻击人体的过程：病原体入侵—造成一定损伤—人体免疫细胞开始反应—免疫细胞识别病原体的特定部分（抗原）—免疫细胞产生针对性的抗体—新产生的抗体帮助摧毁病原体，或能产生特定抗体的免疫细胞存活下来，在下一次同样的病原体入侵时快速反应。

而疫苗就是一部分能刺激人体产生抗体（也就是我们常说的免疫力或抵抗力）的成分。由于这些成分基本没有攻击性，因此疫苗既不会像病原体那样对人体"造成一定损伤"，又可以促使免疫系统产生抗体。这样当真正的病原体入侵时，免疫细胞就可以迅速杀灭病原体，保护人体了。

迈斯特的接种如今看来具有里程碑意义，但当时还不足以让全世界认可巴斯德的人用狂犬病疫苗。直到 1885 年下半年，一个只有 15 岁的牧羊人朱佩勒因为营救一群年幼的孩子被一只疯狗咬伤，随后被送到巴斯德处接种疫苗并完全康复。朱佩勒的英勇事迹引起了人们的关注，来自世界各地的患者蜂拥而至。到 1886 年底，已有 2000 多人接受了巴斯德的狂犬病疫苗接种，鲜有失败案例。1898 年，巴斯德研究所的年度报告显示，20166 名接受治疗的患者中有 96 例死亡，病死率为 0.5%，而未接种疫苗者的病死率至少为 16%。

以往的疫苗都是在接种的基础上发挥作用，让人们对特定的病原体产生免疫力；巴斯德则在人们感染病原体后，也就是被疯狗咬伤之后才实施接种。原本用于预防的疫苗最终发挥了治疗的作用，这就是朱佩勒担任巴斯德研究所保安时与研究所外自己的雕像合影，雕像再现了当年他为营救孩子与疯狗搏斗的情景。

狂犬病疫苗的与众不同之处。虽然巴斯德的狂犬病疫苗现在已被更安全、成熟的细胞培养灭活疫苗所取代，但狂犬病暴露后预防的做法沿用至今。希望大家牢牢记住：一旦被狗咬伤，越早接种越好，即使超过 48 小时，接种仍然是有效的。

第二章

疫苗技术的
进阶之路

一、卡介苗的诞生：让毒力再弱一点

假如你穿越时光隧道，来到一百年后的某一天，发现每个人一出生就要接种 2019 冠状病毒病（那时一定不会称其为新型冠状病毒了吧）疫苗，你是否会感到很惊讶："已经过去了一个世纪，人类怎么还没征服这种传染病？"

一百年前的人们如果有机会穿越到今天，看到人人都在接种卡介苗，或许也会有类似的想法。卡介苗问世于 1921 年，它所预防的不是"卡介病"，而是有着"白色瘟疫"之称的结核病。当时人们信心满满，认为结核病很快就能成为历史，但如今一个世纪过去了，结核病依然是世界范围内严重威胁人类健康的传染病。2014—2020 年，结核病是全球造成死亡最多的传染病，甚至超过了艾滋病。作为现有疫苗中最古老、全球使用时间最长的疫苗之一，为什么卡介苗无法阻挡结核病的蔓延？难道它没有效果吗？下面我们就带着这个疑问，从一张小小的邮票开始回顾卡介苗的诞生及之后一个世纪的风云故事。

中国邮票上的外国医生

1982 年 3 月 24 日，中国邮政发行了《罗伯特·科赫发现结核杆菌一百周年》纪念邮票，德国医生罗伯特·科赫从此成为继白求恩之后第二个出现在我国邮票上的外国医生。我们之所以纪念科赫，是因为他是被称为"微生物猎手"的那一代科学家们的鼻祖，他的发现鼓舞了科学界和医学界，为消灭世界上各种传染病作出了巨大的贡献。

为了更好地了解科赫发现结核分枝杆菌（简称"结核杆菌"）的重大意义，我们必须将这一事件追溯到结核病最早出现的时代。最新研究发现，结核病可能早在公元前8000年就在人类中以散发的形式存在。当人类逐渐过渡到相对稳定的农业社会后，聚居使结核病成为一种流行的传染病。从欧洲的中世纪开始，到文艺复兴时期，再到工业革命出现后的19世纪，人类结核病的负担剧增，并在19世纪后期达到顶峰，成为当时人类健康的头号杀手。随着工业化进程的不断推进，过高的人口密度和糟糕的卫生环境加快了结核病在欧洲城市的流行和传播。后来，殖民者们又把这种病从欧洲带到了美洲和亚洲。

当时的大多数人都认为结核病是因家族遗传或恶劣的空气引起的，但科赫确信该病由一种细菌引起且具有传染性。1882年，他发表了关于发现结核病的论文，报告了这种疾病的病因是生长缓慢的结核杆菌。在1882年3月24日的柏林生理学会上，科赫这样说："当盖玻片暴露在这种染色液中24小时后，结节肿块中首次出现非常细小的棒状形态。进一步观察表明，它具有增殖和形成孢子的能力，因此与炭疽杆

1982年3月24日，我国邮电部发行了《罗伯特·科赫发现结核杆菌一百周年》纪念邮票。左侧是科赫的肖像画，右侧是放着显微镜的工作台、试管及放大的结核杆菌。

菌属于同一生物群……"

回忆起科赫的这次演讲，著名的化合物606（也就是砷凡纳明）发明者保罗·埃尔利希说道："在那次令人难忘的聚会上，科赫公开作了报告，这在人类应对重大传染病的历史上是个转折点，它为新世纪研究和控制疾病铺平了道路。科赫用清晰而简洁的语言，令人信服地阐明了结核病的病因，并提供了许多显微镜下的涂片和其他物证，每一个听到那次演讲的人都被震撼了。我不得不说，那一晚已成为我最重要的科学体验，深深地留在我的记忆中。"

3月24日这天也因此被定为"世界防治结核病日"。

1. 卡介苗的前身：驯化了的结核杆菌

自从科赫发现结核杆菌后，许多学者开始研究预防、治疗结核病的方法，卡介苗就是在这种背景下诞生的。作为目前唯一一种以发明者姓氏命名的疫苗，卡介苗的英文缩写（BCG）已被纳入大多数语言，其中B是杆菌的意思，C和G分别是两位法国科学家——阿尔伯特·卡尔梅特和卡米尔·介兰的姓氏首字母。

卡尔梅特出生于法国尼斯，曾在远东、北大西洋和法属西非的法国海军担任医生。当法国政府决定在印度支那建立三个巴斯德研究所时，路易·巴斯德提议由卡尔梅特负责西贡的那个研究所。在西贡工作期间，卡尔梅特主持了50万当地人的天花疫苗接种，开发了水牛作为牛痘病毒的生产来源，成功实施了狂犬病疫苗接种计划，并对霍乱和痢疾的暴发进行了调查。其中，他在西贡最重要的工作涉及对眼镜蛇毒及其减毒的研究，他也因此成功开发出第一种有效的抗蛇毒蛋白。

卡尔梅特（右）和介兰（左）在一起工作了36年，在理解和尊重的基础上建立了一种独特的关系。卡尔梅特是一位实干家，提出了一些可行的假说，介兰则对每个假说进行了严格的测试和验证。

1895年，卡尔梅特被任命为位于法国里尔的欧洲第二家巴斯德研究所的首任所长。他在这里度过了接下来的24年，并开始了有关结核病控制和疫苗预防的工作。卡尔梅特认识到新的研究需要动物专业知识，便在1897年将年轻的兽医介兰招入研究所。由于此前科赫试图将结核杆菌中提取到的结核菌素用作疫苗宣告失败，卡尔梅特和介兰决定借鉴当年詹纳通过接种牛痘病毒来预防天花的成功经验，将对人非致病性的来自动物（包括牛和马等）的分枝杆菌作为疫苗的原材料。

1904年，卡尔梅特和介兰开始对从患有结核性乳腺炎的牛体内分离出的牛分枝杆菌进行研究。他们利用自己开发的特殊培养基，以21天为间隔，连续传代牛分枝杆菌。刚开始，牛分枝杆菌菌株的毒力是固定的，只需0.0001毫克便可在40—60天内杀死一只豚鼠。他们发现卡尔梅特研究结核杆菌如何感染小牛消化系统的过程。左图：卡尔梅特在助手的帮助下填充喂食器。右图：喂食器通过胃管将结核杆菌投喂给小牛。

在新的培养基上传代一年后，菌株的毒力略有上升，但经过接下来几年的连续传代，牛分枝杆菌的毒力逐渐降低。传到 39 代时，该菌株已经无法再杀死动物了。

1908 年 12 月 28 日，卡尔梅特和介兰向巴黎科学院提交了一份题为《牛分枝杆菌的新品种：在保持其抗原性的同时对其毒力进行了固定衰减》的论文，宣布他们获得了"新的结核杆菌品种"，可用作预防结核病的疫苗。此后，这种被卡尔梅特和介兰人为减毒的牛分枝杆菌便以两人名字命名，称为 Bacille Calmette-Guerin，由这种驯化了的细菌制备的疫苗就是卡介苗。

2. 信任危机是最大的灾难

不久，第一次世界大战爆发，卡尔梅特和介兰不得不中断对卡介苗的研究工作，后来他们花了很长时间才将卡介苗发展到临床应用阶段。与目前的疫苗试验首先在成人中开展不同，最初的人类疫苗接种是在儿童中进行的。第一个接受接种的是一名新生儿，其家庭成员中有肺结核患者。1921 年，本杰明·威尔·哈雷博士用小勺子给这名男婴喂食卡介苗，这一具有历史意义的时刻距今已有一百年。

在证明前 30 名接种疫苗的婴儿可获得对结核病的免疫力后，卡介苗的接种迅速扩散到整个法国乃至欧洲。1921—1926 年，5 万多名儿童接种了疫苗。卡尔梅特的论文显示，接种疫苗的结核病接触者的结核病死亡率为 1.8%，而未接种疫苗的巴黎儿童的结核病死亡率则高于25%。1928 年，在巴黎举行的国际联盟会议上，这种疫苗被认为是安全的，具有一定的保护作用，或可预防严重的结核病。

然而就在卡介苗获得普遍认可后不久，一场突如其来的灾难导致其陷入信任危机，甚至一度被雪藏。1929 年，在德国港口城市吕贝克，252 名婴儿接种了巴黎巴斯德研究所提供的卡介苗，结果一年内有 72人死亡，大多数孩子患上了结核病。随着吕贝克灾难的消息传遍世界各地，卡尔梅特和介兰成了众矢之的，卡介苗的使用也在随后几年停滞不前。尽管 1932 年德国专家调查证实这场悲剧的主要原因是当地实验室进行分装制备时，在卡介苗中混入了有毒的人结核杆菌，但这一事故大大影响了公众对卡介苗安全性的信心。直到第二次世界大战期间，由于结核病死灰复燃，卡介苗才得以再次被大规模使用。

在那段噩梦般的日子里，介兰一如既往地支持着自己的挚友，但这种压力还是对卡尔梅特的健康造成了伤害。1933 年，身心俱疲的卡尔梅特在巴黎去世。介兰一直在巴斯德研究所从事卡介苗的研究工作，直到退休。

3. 有效还是无效，这是一个问题

卡介苗对结核病的预防效果到底如何，一直是个备受争议的问题。有关卡介苗对儿童保护功效的早期评估表明，接种疫苗的受试者死亡率明显降低。但有人认为儿童死亡率并不是一个很好的观察指标，不足以代表疫苗的效力，所以近年来的研究都把结核病感染率作为终点。

这是美国红十字会 1919 年宣传圣诞印章运动的海报，目的是为抗击结核病筹集资金。

由于结核病感染率的评估受多种因素影响，据此得出的保护效果在不同地区差异很大，比如美洲印第安人和英国儿童中的保护效果有 80%，美国东南部只有 14%，因此很难用一句话来评价疫苗对全球结核病控制的影响。目前较为一致的认识是，卡介苗可预防儿童约 80% 的重症播散性结核，以及成人约 50% 的肺结核。也就是说，卡介苗对儿童播散性结核或重症结核有预防作用。

但是，卡介苗并不能阻止已感染结核病的患者体内结核杆菌的再活动。举个例子，一个孩子如果小时候就感染了结核病，但尚未出现症状，此时他处于潜伏感染的状态，而未来的某一天（可能是数十年后）一旦结核杆菌在特定的情况下"从沉睡中苏醒"，他就会出现结核病的症状。对从来没有感染过结核病的孩子来说，接种卡介苗的确有助于预防结核病；但对已感染结核病的孩子来说，无论是否已经发病，卡介苗都无法产生保护作用。正因为如此，卡介苗在保护曾受感染的成人免于发病或防止结核病传播方面起不了什么作用。

鉴于卡介苗的保护作用有限，研究人员正在努力开发针对结核病的新疫苗。但到目前为止，卡介苗依然是唯一可有效预防人类结核病的疫苗。它虽然不是征服结核病的终极解决方案，但仍是一种相对便宜、安全、可得的疫苗。一如科赫发现结核杆菌的开创性贡献，卡尔梅特和介兰耗时 13 年 230 次传代发明的卡介苗对预防结核病所作出的贡献也是不可磨灭的。

二、"死"疫苗战胜黑死病

从公元 541 年的查士丁尼瘟疫到 14 世纪席卷欧洲的黑死病，鼠疫一直是欧洲人挥之不去的梦魇。到了 19 世纪，鼠疫开始侵袭亚洲，高峰期是在 1894 年的香港地区和印度，以及 1910—1911 年的中国东北。

据记载，东北这场鼠疫最早出现在俄国境内，于 1910 年秋天经满洲里蔓延到哈尔滨。疫情暴发初期，哈尔滨每天平均死亡 50 余人，最多一天死亡 183 人。进入冬天后，这场因捕猎旱獭而引发的灾难更是在中国穷苦百姓聚集地——傅家甸彻底失控。不过，这场吞噬 6 万多人生命的瘟疫最终被一位名叫伍连德的中国医生成功扑灭，用时不到 4 个月，这在世界防疫史上堪称奇迹，他发明的防疫模式及工具也沿用至今。

百年前的"逆行者"

1910 年 12 月 24 日，哈尔滨火车站，就在人们蜂拥着登上火车准备逃离这座城市时，有两位年轻人却提着几件简单的行李逆行而来，其中一个戴着眼镜的圆脸年轻人就是伍连德，他后来被任命为东三省防疫总医官，另一个是他的助手林家瑞。

为了找到疫情的源头，伍连德刚到哈尔滨没几天，就冒着巨大的风险来到傅家甸一家客栈，对刚刚死去的客栈老板的尸体进行了秘密伍连德毕业于英国剑桥大学，是第一位华人医学博士，被认为是现代中国医疗服务和医学教育的第一人。除了为抗击东北鼠疫作出巨大贡献之外，他还创建了当时的北京中央医院，并说服洛克菲勒基金会出资建立了协和医学院和协和医院。中国的海关检疫制度最早也是在他的建议下建立起来的。

解剖。在高倍显微镜下，伍连德发现死者的肺部组织、心脏组织和血液中都出现了大量的鼠疫杆菌，随后他又从旱獭身上发现了鼠疫杆菌，从而证实了先由旱獭传染人再由人传人的推断。

根据现场调查和检验，伍连德提出，在傅家甸流行的这场瘟疫不同于欧洲的黑死病，是可以通过飞沫传播的肺鼠疫。"传染通过病人呕出来的大量血液一个接一个发生，能够阻止的办法只有严格地将病人从健康的人群中隔离开来。医护人员把嘴和鼻子都用纱布和棉绒遮挡起来，作为一种保护措施。"在伍连德的带领下，哈尔滨开始加强检疫，阻断交通，隔离疫区，全面消毒，所有防疫人员和老百姓都戴上了他设计发明的口罩。他还"冒天下之大不韪"，对所有尸体采取了火化处理。事实证明，火化尸体最终成为此次疫情的转折点。"在哈尔滨傅家甸，最后报道的鼠疫病例是在 1911 年 3 月 1 日。"伍连德在自传中写道。

1911 年 4 月，万国鼠疫研究会在奉天（今沈阳）召开，来自英、美、法等 11 个国家的多位著名医学专家参加了此次会议，32 岁的伍连德担任大会主席。会上，伍连德提出了"肺鼠疫"学说，从此开创了腺鼠疫、肺鼠疫、败血症型鼠疫等分型。他亲手设计的"伍氏口罩"也广受好评："伍连德发明之面具，式样简单，制造费轻，但服之效力，亦颇佳善。"

1. 被世界遗忘的疫苗先驱

如前文所述，第三次鼠疫大流行于 1894 年从香港开始，通过海路向全世界传播。在瑞士科学家亚历山大·耶尔森发现鼠疫杆菌的基础上，很多学者开始研发人用疫苗，率先攻克这一难题的是乌克兰裔科学家瓦尔德玛·哈夫金。但与之前的爱德华·詹纳和之后的乔纳斯·索尔克不同，这位疫苗先驱的名字似乎从未真正进入过公众的视野。

哈夫金出生于一个犹太教师家庭。1889 年，俄国境内大规模的反犹主义浪潮迫使他离开祖国，跟随导师梅契尼科夫来到巴黎的巴斯德研究所工作。他最初被巴斯德安排参与霍乱疫苗的研究。他研制的减毒霍乱疫苗在印度进行了较大规模的接种，尽管会带来一些严重的不良反应，但在一定程度上可预防霍乱的发生。

1896 年，另一种烈性传染病——鼠疫深入印度内地，席卷了孟买的贫民窟，其死亡率几乎是霍乱的两倍。当地政府向哈夫金求助，希望他能研制出鼠疫疫苗。据记载，哈夫金被安排在孟买格兰特医学院的一个临时实验室工作，实验室里有一个房间和一条走廊，工作人员包括当地的一名职员和三名未经培训的助手。"他没有太多的空间、人力或设备，但这是他第一次独立工作，并拥有自己的实验室。"印度流行病学家钱德拉坎特·拉哈里亚说，"他知道，以创纪录的速度开发鼠疫疫苗将使他成为那个时代的领先科学家。"

也许是因为时间紧迫来不及反复传代减毒，抑或是忌惮于鼠疫的强大致死性，哈夫金并没有沿用巴斯德最为擅长的及自己早先开发霍乱疫苗的减毒思路，而是将分离培养得到的鼠疫杆菌纯培养物在 70℃加热灭活了 1 小时，这就是最初的灭活疫苗。在用疫苗成功地接种兔

1894 年 3 月，哈夫金为加尔各答贫民窟的人们接种霍乱疫苗。他在人们早上上班前开始接种疫苗，并在他们晚上回来后坐在油灯旁继续接种。

疫苗与健康

子后,他又在自己身上进行了测试,确认除了发热和注射部位疼痛之外,并无其他不良反应。

1897年,哈夫金在当地监狱的"志愿者"中对自己的鼠疫疫苗进行了一次小型对照试验,疫苗的有效性初步得到证实。在随后四年,他为成千上万的人接种了疫苗,仅孟买就有20万人,结果非常理想。据统计,灭活疫苗不仅可以预防感染,还可以将受鼠疫影响的社区的死亡率降低近50%,甚至可以降低接种疫苗时已处于潜伏感染期人群的死亡率。

这是鼠疫肆虐期间位于孟买的房子,画在墙上的圆圈表示死亡人数。

2. 德雷福斯事件再现

需求量的不断增长带来了疫苗生产规模的扩大。1901 年，哈夫金被任命为孟买鼠疫研究实验室的总负责人，手下共有 53 名员工，负责制备、分发鼠疫疫苗以及霍乱和伤寒疫苗。作为印度政府的科学顾问，他大力提倡用于预防细菌性疾病的疫苗，成为当地一位颇受欢迎的英雄。然而就在这时，灾难降临了。

1902 年 3 月，来自旁遮普邦穆尔科瓦尔的 19 名印度村民在接种了同一瓶疫苗后死于破伤风。所有证据似乎都表明，这瓶编号为 53N 的疫苗受到了致命的污染。印度政府委员会经过调查，认为疫苗封装瓶的灭菌程序有问题，哈夫金将原本通用的石炭酸灭菌改为加热灭菌。虽然加热灭菌已在巴斯德研究所安全地使用了两年，但英国人并不认可这种方法。1903 年，调查委员会得出结论，擅自更改灭菌程序是疫苗被污染的根源。哈夫金因此被革职，回到了英国。

这件事发生在当时法国著名反犹主义冤案——德雷福斯事件之后，因此也被称为小德雷福斯事件，原因是它的主角哈夫金和法国军官德雷福斯都是犹太裔。后来，李斯特研究所重新调查了此事，并推翻了判决；他们发现当时一名助手使用了被污染的瓶盖，且未对其进行消毒，因此加热灭菌并不是导致疫苗被污染的原因。

1907 年，被判无罪的哈夫金回到印度准备继续投入工作，却被禁止测试或生产疫苗，穆尔科瓦尔灾难就这样在他的生命中留下了不可磨灭的烙印。1914 年，哈夫金退休后返回法国，后来移居瑞士洛桑，在那里度过了他生命的最后时光。

3. 姗姗来迟却又全心全意的认可

在威廉·辛普森爵士的印象中，哈夫金"是一个彬彬有礼、和蔼可亲的绅士，甚至对那些反对他、攻击他的观点和工作的人也是如此；他非常坚定，能力非凡，充满热情，并且有一种不屈不挠的勇气，不会因失望而却步"。

虽然哈夫金经历了小德雷福斯事件，但他在疫苗学领域所作出的巨大贡献依然获得了公众的认可。1897 年，英国维多利亚女王授予哈夫金爵士勋章，以表彰他在微生物学领域的杰出工作。1925 年，位于孟买的鼠疫研究实验室更名为哈夫金研究所，这也标志着他的声誉在印度逐渐恢复。当得知实验室更名的消息时，哈夫金回信说："在孟买工作是我一生中最美好的时光……我祝愿研究所蓬勃发展，并向全体工作人员致以深深的祝福。"后来，哈夫金研究所成为南亚和东南亚最大的细菌学和流行病学研究中心。

哈夫金于 1930 年在洛桑去世，享年 70 岁。犹太电报局发布的一份简短讣告指出，他的鼠疫疫苗"已在印度各地被采用"，他的实验室"向不同的热带国家发放了数千剂疫苗"。

疫苗分成哪几种

根据主要活性成分及组成,疫苗可分为灭活疫苗、减毒活疫苗、核酸疫苗、病毒载体疫苗、重组蛋白疫苗这几类。下面我们重点谈一谈灭活疫苗和减毒活疫苗。

灭活疫苗也就是俗称的"死"疫苗,由完全丧失活性的病毒或细菌制成。由于灭活后成分中不会含有具有感染和复制能力的活性病原体,因此这种疫苗一般来说比较安全。

减毒活疫苗由毒力显著减弱的病毒或细菌制成,接种后会刺激免疫正常的人体产生较强的免疫反应,清除接种的减毒病原体,并不会致病。

但两种疫苗各有不足之处:灭活疫苗刺激人体产生免疫反应的能力相对较弱,通常需要多剂次接种;而减毒活疫苗由于会在体内复制,虽然毒力减弱,但对免疫缺陷人群还是有可能造成伤害,因此不适用于相关人群。

20 世纪初期,随着鼠—蚤—人的传播方式逐渐确立,控制传染源(灭鼠、灭蚤)和改善公共卫生环境等措施有效地遏制了鼠疫大流行;在印度等地区,哈夫金研制的全细胞灭活疫苗显然也对疫情的控制作出了巨大的贡献。目前,临床上正在开发使用重组毒力因子蛋白的亚单位鼠疫疫苗,以应对鼠疫作为一种潜在的生物恐怖主义武器带来的威胁。与灭活的全细胞疫苗相比,亚单位鼠疫疫苗具有快速、高度免疫原性,并伴有较轻微的局部和全身副作用。虽然灭活的鼠疫疫苗如今已逐渐退出历史舞台,但作为世界上第一支腺鼠疫疫苗的发明者,哈夫金为抗击传染病所作的贡献不应被遗忘。

三、从灭活到结合：升级换代的肺炎疫苗

历史上，肺炎曾是威胁人类健康的头号杀手。即便医学发展到今天，重症肺炎的死亡率依然高达30%—60%，而且患者年龄越大，基础疾病越多，死亡率就越高。面对来势汹汹的重症肺炎，医生们即使拥有各种强大先进的医学武器，很多时候也只能爱莫能助。

致命的肺炎球菌

肺炎，顾名思义是肺组织中实质的炎症。绝大多数肺炎都由感染引起：当某种微生物侵入肺部时，机体便启动抗感染机制，最终由各种细胞、酶、细胞残骸、体液及瘢痕组织组成的炎症混合物逐渐增厚，导致肺部发生实变——原本柔软、多孔且富有弹性的肺变得坚硬、紧密、失去弹性。一旦肺部变得坚硬，就无法将氧气输送进血流，患者就会死亡；或者即使部分肺炎没有影响氧气的交换，但肺部的细菌还会通过肺血管壁进入血流感染全身，同样有可能造成患者死亡。

引起肺炎的病原体有很多，包括多种细菌、病毒、真菌等，其中肺炎球菌是最常见的致病菌。1881年，美国陆军军医斯滕伯格从自己的唾液里首次分离出这种细菌，并接种到兔子身上，发现这种细菌是致命的。三年后，有研究人员证明这种细菌会在肺部飞快地繁殖并导致肺炎，肺炎球菌终于为世人所知。

在显微镜下，肺炎球菌是一种中等大小的椭圆或圆形的细菌，通

肺炎球菌多呈链状排列，因此也被称为肺炎链球菌。

常好几个连在一起，就像一条链子。不过，每个肺炎球菌一般只和另一个紧密相连，像两颗并排的珍珠，所以从前也被称为肺炎双球菌。如果暴露于阳光下，肺炎球菌90分钟内就会死亡；但在阴暗的房间内，它可以在潮湿的痰液中存活10天左右。人们偶尔也能在灰尘颗粒上发现它的踪迹。高致病菌株的肺炎球菌感染力很强，单枪匹马就能导致流行病的发生。

1. 第一代全细胞灭活肺炎疫苗

早在1891年，动物实验便表明，灭活的肺炎球菌可激发保护性免疫力，以抵抗强毒细菌的攻击。肺炎疫苗的首次临床试验于1911年在南非的金矿、钻石矿工人中进行。1912年，洛克菲勒研究所的科学家们鉴别出三种常见的完全独立的肺炎球菌菌株，并将它们简称为Ⅰ型、Ⅱ型和Ⅲ型，其他不常见的则统统归为Ⅳ型。当用制备出的血清处理不同的肺炎球菌菌种时，研究人员发现血清中的抗体只与和自己相匹配的菌种结合。这种结合无须通过显微镜观察，在试管中就能清楚地看到——细菌与抗体形成了凝块。这个过程被称为"凝集"，是一种特异性检验。随着1913年相关科研文章的发表，科学家们认识到肺炎球菌具有抗原异质性，并发现针对肺炎球菌感染的保护性免疫与血清型相关联。

1918—1919年的流感大流行和第一次世界大战的爆发，导致肺炎球菌肺炎发病率大幅上升。由于长途行军且居住环境拥挤，新兵们成为肺炎高危群体，同时也是测试肺炎疫苗的理想人群。研究人员在这些新兵中进行了肺炎球菌全细胞灭活疫苗的试验，发现大叶性肺炎的病例数减少了30%，这给科学家们带来了极大的信心。1918—1919年，全细胞灭活疫苗在美国军队中广泛使用，并从1918年起在南非的矿山投入常规使用。

然而，灭活疫苗有一个致命的缺点，就是免疫力的持续时间不够长。一些早期试验显示，这种疫苗的保护作用只有两三个月。后来，人们猜测可能是因为疫苗诱导的免疫力降低了疫苗血清型的传播，导致其他血清型变成流行的优势株，从而降低了保护效果。

在诊治和研究细菌性肺炎的过程中，科学家们发现了一个奇怪的现象：同样是肺炎球菌，有的毒力强且致命，有的则不然。他们在进一步研究分析中发现，由Ⅰ型肺炎球菌造成的肺炎最为常见，能将这种肺炎的病死率降低50%以上就是一个较大的进步。那么，

荚膜

这是电子显微镜下的肺炎球菌照片，其表面的荚膜多糖既是主要的致病因子，也是疫苗的抗原成分。

是否能发明一种可针对不同血清型肺炎球菌的疫苗呢？

　　洛克菲勒研究所的埃弗里和多兹注意到，一些肺炎球菌外面包裹着一层多糖外壳，就像 m&m's 巧克力豆表面那层硬硬的外壳。埃弗里把肺炎球菌称为"糖衣微生物"，这里的"糖衣"就是指荚膜多糖。随后的研究证明，荚膜多糖既是肺炎球菌必不可少的毒力因子，也是其保护性抗原。因此，用纯化的荚膜多糖激发机体的免疫应答，为开发第二代肺炎疫苗提供了可能性。而且，多糖疫苗具有更好的耐受性，可将更多的血清型组合到真正的多价疫苗中。

抗生素征服肺炎宣告失败

几乎在多糖肺炎疫苗开发的同时，具有划时代意义的青霉素和磺胺等抗菌药物出现了。

由于当时青霉素被视为特效药，因此对肺炎球菌的血清学分型检测一下子失去了意义，实验室也渐渐放弃了这项检测。久而久之，医生们认为肺炎已被征服，无须继续使用疫苗。1954年，两种原本已经获批的6价肺炎疫苗撤出市场。

但20世纪50年代，研究人员在对城市医院的肺炎球菌感染重新调查后发现，肺炎球菌感染的发生率并没有下降。这些感染者大多是老年人、慢性病患者或免疫功能低下的人，抗菌治疗几乎不能扭转他们的病情。此外，60年代出现了对抗菌药物敏感性降低的肺炎球菌菌株，这说明抗菌药物的显著功效或许只是昙花一现。

人们原本寄希望于抗菌药物来征服肺炎的幻想破灭了。回过头来看，预防似乎仍是唯一的选择，人类不得不又回到寻找有效疫苗的老路上来。

2. 多糖疫苗守得云开见月明

要重新开发肺炎疫苗，就需要了解哪些血清型最常引起感染。科学家们在对3000多个分离株进行检查后发现，一半的感染由6种类型引起，四分之三的感染由12种类型引起，八分之七的感染由18种类型引起。虽然这种等级顺序可能会随着时间的推移而变化，但这些类型作为最常见的感染原因是持续存在的。

研究人员首先将默克公司生产的多价疫苗在约9000名南非金矿工人中进行了试验。接种疫苗后，高危人群中的肺炎减少了50%，这足以证明肺炎多糖疫苗的安全性和临床有效性。1977 年，默克公司制备的 14 价疫苗获得许可，并于 1983 年扩展到 23 价，直到今天还在使用。

1988 年 3 月，世界卫生组织在丹麦哥本哈根召集了一个技术咨询小组，建议所有老年人和高危人群（不论年龄）都接种肺炎多糖疫苗。

然而，随着接种者数量的不断增加，多糖疫苗的缺点也逐步暴露出来。首先，保护期限不够长。一项大型研究表明，55 岁以下的成人在接种疫苗 5 年后，疫苗保护力有所下降，年龄越是增长，保护力下降得越快。其次，引入多糖疫苗时，大家都把注意力集中在成人身上，很少考虑到幼儿。据估计，每年发展中国家有 200 万名 5 岁以下儿童死于急性呼吸道感染，尤其是肺炎。在工业化国家，虽然肺炎致死率较低，但中耳炎是 2 岁以下儿童中最常见的肺炎球菌感染表现。由于多糖疫苗对婴儿的保护力很差，几乎难以预防中耳炎的发生，因此人类迫切需要开发出更高效的肺炎疫苗。

3. 结合疫苗登上历史舞台

多糖疫苗的美中不足呼唤着新型疫苗的补缺。多亏奥地利医学家、生理学家卡尔·兰德斯坦纳发现了血清免疫的原理，人们才认识到非免疫原性配体（包括糖类）原本相对微弱的免疫原性可以通过与蛋白质的共价结合来改善。

兰德斯坦纳的开创性研究影响了他在纽约洛克菲勒研究所的同

疫苗与健康

卡尔·兰德斯坦纳是第一位研究免疫物理过程的科学家。1930 年，他因发现了人类的 A、B、O 三种血型特征获得诺贝尔生理学或医学奖，他的生日 6 月 14 日也因此被定为"世界献血者日"。

事沃尔特·戈贝尔和埃弗里，他们不断进行研究，最终证明与蛋白质结合的合成二糖（半抗原）可以诱发针对荚膜多糖反应的抗体，保护被病原体攻击的小鼠。由于结合疫苗的研发难度极高，经过几代科学家的努力，直到 1992 年，多糖蛋白结合的技术才得以突破。此后，研究人员马不停蹄地开展了几种多糖蛋白结合疫苗的实验与测试。经过艰苦攻关，最终研发出的 7 价肺炎多糖结合疫苗于 2000 年获得美国食品药品监督管理局（FDA）的批准上市，成为全球第一个经过临床试验验证具有可靠效力的肺炎多糖结合疫苗，适用对象主要为 2 岁以下婴幼儿。

从 1929 年戈贝尔和埃弗里证明荚膜多糖与蛋白质结合具有免疫原性，到 2000 年引入肺炎多糖结合疫苗来预防婴儿的肺炎球菌疾病，时间已整整过去 70 年。

2010 年，在 7 价结合疫苗基础上研发的 13 价肺炎多糖结合疫苗在美国获批上市。据统计，5 岁以下儿童接种该疫苗后，肺炎球菌疾病总发病率下降 64%，肺炎球菌性菌血症发病率下降 95.3%。目前，13 价肺炎多糖结合疫苗已在全球 165 个国家和地区广泛使用，并被 125 个国家和地区纳入免疫计划。世界卫生组织也将肺炎球菌疾病列为需要"极高度优先"使用疫苗预防的疾病，并建议在全球儿科免疫计划中纳入肺炎结合疫苗。

21 世纪的今天，在拥有抗生素、抗病毒药物、吸氧及重症监护病房的情况下，流感和肺炎仍位列美国第五或第六大死亡原因——每年都在这两个位置上变动，肺炎结合疫苗的出现为抵抗肺炎球菌肺炎提供了极为重要的武器。

从肺炎球菌疫苗的进展史可以看到，科学家们从刚开始范围粗放到最后目标精准，每一段研发历程都充满曲折和艰辛，每一个进步都离不开对疾病本质了解的不断深入。除了肺炎球菌，目前还有许多致命的病原体让人类束手无策。即便现在我们已具备较为成熟的疫苗研发理念，但根据不同病原体的特征研发具有针对性的疫苗，仍然是一个漫长而复杂的过程。

四、乙肝疫苗的进化史

作为预防乙肝的有效武器，乙肝疫苗是亚单位疫苗的代表。与灭活疫苗和减毒活疫苗不同，亚单位疫苗并非完整的病原体，仅包含致病性细菌或病毒的某些成分（这些成分是引起人体免疫反应的主要物质），因此亚单位疫苗本质上就不具备感染人体、造成疾病的能力。那么，亚单位疫苗是怎么开发出来的，效果到底好不好呢？下面就让我们从乙肝病毒的发现开始，认识一下世界上第一支利用基因重组技术生产的亚单位疫苗——乙肝疫苗。

布隆伯格与"澳抗"的发现

乙肝病毒的发现源自一场意外。

1964年，一位从事内科学和生物化学研究的专家巴鲁克·塞缪尔·布隆伯格在纽约一名血友病患者的血清中发现一种异常的抗体，它能与澳大利亚原住民血清中的抗原发生反应。因为这种抗原来源于澳大利亚原住民，所以布隆伯格将其命名为"澳大利亚抗原"，简称"澳抗"。

人口研究表明，"澳抗"在健康的美国人群中很少见，但在白血病患者中却很普遍，因此布隆伯格怀疑白血病和这种抗原存在某种联系。而随后的流行病学调查显示，经常接受输血的白血病患者往往会患肝炎，他们体内的"澳抗"更为常见。如此看来，"澳抗"似乎与肝炎有着更为密切的关系。

布隆伯格拥有丰富的科学生涯，他不仅是病毒学家，还是美国哲学学会主席、美国国家航空航天局（NASA）天体生物学研究所首任所长。这是他 1999 年参加天体生物学研讨会的照片。

最令人信服的观察结果来自布隆伯格对唐氏综合征患者的研究。这类患者的血液最初并无异常，但随后就被检测出含有"澳抗"，同时患者出现了肝炎的症状，这说明"澳抗"和肝炎几乎是伴随出现的。

紧接着，布隆伯格又提出一个问题：肝炎患者血清中的"澳抗"阳性率是否更高呢？这一假设通过一系列检验得到了证实。

那么，"澳抗"究竟是病毒本身，还是只是病毒的一种成分呢？通过电子显微镜、动物传播研究和其他研究，布隆伯格最终证实"澳抗"属于乙肝病毒的一部分，"澳抗"后来被称为乙肝病毒表面抗原（HBsAg）。

至此，人类首次发现了乙肝病毒。随后，对血液进行"澳抗"检测成为验血的一项重要内容，这一检测大大降低了输血者感染乙肝的风险。1976 年，布隆伯格凭借乙肝病毒和乙肝病毒致病机制的发现分享了诺贝尔生理学或医学奖，他的生日 7 月 28 日也被世界卫生组织定为"世界肝炎日"。

疫苗与健康

1. 最早的亚单位疫苗

乙肝病毒的一个独特之处在于：在电子显微镜下观察，除了整个病毒外，在病毒携带者的血液中还发现了许多仅包含乙肝病毒表面抗原的球形和棒状颗粒。在某些携带者的血液中，这些颗粒占其血清蛋白总量的1%以上。科学家们立刻意识到可以通过提取这些颗粒来生产疫苗。

1969年，布隆伯格和同事米尔曼尝试从含有"澳抗"的血液中制备乙肝疫苗，这种疫苗须含有乙肝病毒表面抗原的颗粒，但不含

这是电子显微镜下的乙肝病毒颗粒（大球形颗粒、小球形颗粒和管形颗粒），大球形颗粒又称 Dane 颗粒，是具有感染性的完整的乙肝病毒颗粒。

遗传物质核酸，无法在人体内复制，也就是我们所说的亚单位疫苗。然而，去除包括传染性成分在内的杂质是一个非常复杂的过程，受限于当时的生产工艺，研究人员还无法制备出合格的乙肝疫苗，因此直到十多年后乙肝疫苗才得以批量生产。

为了验证乙肝疫苗的效力，20 世纪 80 年代初，波兰科学家沃尔夫·斯穆尼斯及其同事组织了一系列疫苗现场试验，试验对象是纽约的同性恋团体。流行病学研究显示，同性恋团体的乙肝感染率是普通人群的两倍，而在高风险感染人群中进行临床试验，意味着短期内从有效的疫苗中获益的可能性更大。最终，1083 名从未感染过乙肝病毒的志愿者参加了此次试验，其中 549 人注射的是真正的疫苗，534 人注射的则是安慰剂，分组名单要等到得出结果后才揭晓。疫苗分 3 剂给药：前两次相隔 1 个月，第三次相隔 6 个月。志愿者中 93% 的人接受了 3 次接种，最终数据令大家信服。首先，疫苗的安全性得到了证实。其次，疫苗的有效性获得了认可。注射完第二针后，96% 的疫苗接种者获得了具有保护作用的抗体（乙肝病毒表面抗体），而在安慰剂接受者中，这个数字只有 2%—5%；疫苗组和安慰剂组的乙肝病毒感染人数也存在显著差异，分别为 29 例和 93 例。

我们可以发现亚单位疫苗有个特点，就是免疫原性不够强，需要多次接种才能产生令人满意的免疫应答，这也是乙肝疫苗需要接种 3 针，即 0、1、6 个月的原因。

2. 基因技术赋能传统疫苗

从上文可知，最早的亚单位乙肝疫苗是通过从慢性乙肝病毒感染者的血浆中收集表面抗原颗粒生产出来的，这就是第一代乙肝疫苗。为了确保杀灭血浆中其他具有感染性的物质，美国默克公司的微生物学家莫里斯·希勒曼对生产流程进行了优化，大大提高了血源性乙肝疫苗的安全性。但随着 20 世纪 80 年代艾滋病毒的全球流行，科学家们对血源性疫苗的安全性产生了一丝担忧，况且制备疫

乙肝病毒　　　分离得到表面　插入酵母基因组
　　　　　　　抗原基因

制成疫苗　　纯化乙肝表面抗原　经过修改的酵母细胞
　　　　　　　　　　　　　　产生乙肝表面抗原

乙肝疫苗制备过程

苗需要从感染者的血浆中分离得到，如何进一步扩大产量成了一大难题。

所幸随着分子生物学技术的飞速发展，乙肝疫苗不久便迎来了真正的春天。科学家们尝试利用基因重组技术，使乙肝疫苗中的亚单位——乙肝病毒表面抗原得以在其他生物中表达。该技术突破了制备疫苗需要人类血浆的局限，提供了几乎可以无限量生产疫苗的潜力。也就是说，科学家们用人工合成的乙肝表面抗原代替从感染者血浆中分离到的乙肝表面抗原，这种人造的表面抗原颗粒同样含有对免疫应答起重要作用的抗原。就这样，在基因工程技术的保驾护航下，乙肝疫苗升级换代，从亚单位疫苗变成了基因重组亚单位疫苗，也就是第二代乙肝疫苗，具有产量高、安全性高、易于存储和运输等优点。

3. 消灭乙肝胜利在望

基因重组乙肝疫苗大获成功后，科学家们看到了在全球范围内控制乙肝蔓延的希望。1992 年，世界卫生组织将基因重组乙肝疫苗列入扩展疫苗接种计划，并于 1997 年推荐所有国家将乙肝疫苗纳入国家计划免疫体系。到 2004 年，已有 129 个国家实施了此类计划。

而从中国来看，疫苗对我国乙肝防控起到了决定性作用。自 1992 年我国卫生部将乙肝疫苗纳入计划免疫管理后，我国一般人群的乙肝表面抗原阳性率由 1992 年的 9.75% 降至 2006 年的 7.18%，再降至 2020 年的 5% 左右。

乙肝疫苗在儿童预防这一源头上所作出的贡献尤为突出。在 2006 年，我国 5 岁以下儿童乙肝病毒携带率就已达到 0.96%，到了 2014 年，进一步降至 0.32%。这一年，世界卫生组织为中国颁奖，以表彰中国在乙肝疫苗的推广和控制乙肝病毒传播方面所作出的努力。国外有专家认为："这个成果是 21 世纪全球公共卫生最伟大的成就之一。"

目前，在我国的计划免疫程序中，乙肝疫苗和卡介苗是每一个刚出生的健康婴儿需要最先接种的疫苗。

从乙肝疫苗的进化史可以发现，疫苗的研制是在不断进化和完善的，"没有最好，只有更好"，更完美的疫苗或许永远是下一款。若以苛刻的眼光来评判，重组乙肝疫苗当然并非十全十美，其中最大的缺点是免疫原性还不够强，有一小部分人在接种后不能产生保护性抗体，需要重新接种。但我们无须等到最完美的疫苗出现再进行接种，就像世界卫生组织和各国卫生部门所公认的那样，现有的重组乙肝疫苗已足够优秀，目前并没有计划用新的疫苗来代替它。

第三章

疫苗
与病毒的角逐

一、HPV 疫苗：滚蛋吧！肿瘤君

作为全球第一种用于预防肿瘤的疫苗，人乳头瘤病毒（HPV）疫苗自问世以来就成为社会关注的焦点。其中，9 价 HPV 疫苗因可预防 90% 的宫颈癌，受到不少年轻女性的追捧。据多家媒体报道，由于内地 9 价 HPV 疫苗预约火爆，供不应求，近年来很多人还专程前往香港接种，不少城市甚至开启了"摇号打疫苗"模式。

一针难求的"网红"疫苗

2018 年 5 月 10 日晚，小李发现自己预约注射 9 价 HPV 疫苗的香港诊所发出公告，称将暂停为已预约的客户注射疫苗，直至货源供应稳定。9 价 HPV 疫苗要求在一年内打完 3 针，此前小李已两次坐飞机去香港打针，6 月 2 日是最后一针的注射日期，她早已提前订好机票和酒店。眼看第三针的注射遥遥无期，小李又急又气："3 针全款已交，诊所单方面取消预约，这是违约！"

不仅香港的 9 价 HPV 疫苗供货告急，内地多个城市的 9 价 HPV 疫苗也"一针难求"。继杭州萧山区之后，2018 年 11 月，深圳市卫计委决定效仿车牌摇号的方法，对 9 价 HPV 疫苗实行"摇号接种"。"之所以进行摇号预约，是因为前两个月的'抢苗大战'给服务器带来了难以承受的压力。"深圳市疾控中心的工作人员表示，摇号结果由计算机运算产生，因此每一位申请者中签的概率都是均等的。据悉，9 月

7 日，"深圳疾控"微信公众号首次开放 9 价 HPV 疫苗预约功能，预约总访问量就达到近 360 万次。到了 10 月，预约当日总访问量更是突破了 900 万次，网络一度陷入瘫痪，简直就像春运抢火车票、双十一下单。与庞大的疫苗需求量相比，疫苗的发放量则显得"杯水车薪"。8—10 月，深圳市 9 价 HPV 疫苗每月的平均发放量在 600—1000 支。

与 9 价疫苗预约难、打针难的火爆程度相比，同样可预防宫颈癌的 2 价疫苗却一直少有人问津，这是为什么呢？其实 9 价疫苗的优势并不比 2 价、4 价大多少。早在 2017 年，世界卫生组织就明确指出：2 价、4 价和 9 价疫苗在免疫原性，以及预防 16、18 型 HPV（70% 的宫颈癌发生与这两种病毒有关）相关宫颈癌的效力和效果方面并无差别，三种疫苗都可预防大多数的相关癌症。但很多人不了解三种疫苗的根本差别，单纯地理解为"价"越高越好，9 价 HPV 疫苗之所以成为"网红"，主要原因便在于此。

1. HPV 疫苗背后的无名英雄

宫颈癌是一种严重危害女性健康和生命的恶性肿瘤。刚开始，人们并不知道诱发这种疾病的元凶，一度只能寄希望于体检筛查，以期早发现、早治疗，提高治愈率。直到科学家们发现了 HPV 与宫颈癌的关系，这种疾病才有可能从根本上得以预防。

研制 HPV 疫苗的最大难题是如何获得 HPV。为了找到提取或制造 HPV 的方法，当时全球 2000 多名科学家都在研究 HPV 与宫颈癌，但无一人能在实验室里培育出 HPV 或获得 HPV 的纯基因组。没有病毒颗粒，研发疫苗便只能流于空谈。直到中国科学家周健的加入，HPV 疫苗的研发才终于取得了关键性突破。

伊恩·弗雷泽和周健（右）在西雅图的 HPV 国际会议上。

　　周健 1957 年出生于杭州，本科毕业于温州医科大学，后被邀请到剑桥大学肿瘤病毒实验室工作，从事 HPV 的分子生物学研究。1990 年，受昆士兰大学的免疫学家伊恩·弗雷泽教授邀请，周健前往澳大利亚进行与 HPV 疫苗相关的研究。

　　不同于其他人的研究思路，周健试图通过重组 DNA 的技术，制造出外表类似 HPV 的蛋白质颗粒，从而代替 HPV 在人体内激发免疫反应。他将现有的 L1、L2（HPV 晚期蛋白、病毒壳膜的主要构成成分）表达纯化后放到同一试管里，合成了一种与 HPV 外形相似的蛋白质颗粒，这种"病毒样颗粒"可引起人体的免疫反应，但不会导致疾病。

　　"病毒样颗粒"的成功合成，为 HPV 疫苗的研制奠定了坚实的基础。1991 年 7 月，周健和弗雷泽在美国西雅图举行的 HPV 国际会议上报告了他们的成果。大会主席豪森教授表示："这是 HPV 研究中的重大突破，必将拥有灿烂的明天。"

2. HPV 是导致宫颈癌的罪魁祸首

宫颈癌是全球女性中第四常见的癌症，每年有约 53 万例浸润性宫颈癌病例和约 26 万例宫颈癌死亡病例。特别需要警惕的是，这种原本高发于 45—55 岁妇女的疾病已慢慢盯上了年轻女性，30 岁左右的患者占比从 20 世纪 50 年代的 9% 上升到现在的 24%。

HPV 是目前已知最小的 DNA 病毒，容易感染人类表皮和黏膜鳞状上皮细胞。这种病毒只能在活细胞体内繁殖，并会把自己的基因组整合到细胞的基因组中。20 世纪 70 年代中期，法国巴斯德研究所的杰拉德·奥特和德国生物学家豪森证明了多种 HPV 与人类皮肤和生殖器病变相关。随后，科学家们通过进一步的流行病学研究和实验室研究得出结论：超过 95% 的宫颈癌都伴有 HPV 感染。

目前发现的 HPV 家族共有 100 多名成员，它们主要分为两派：温

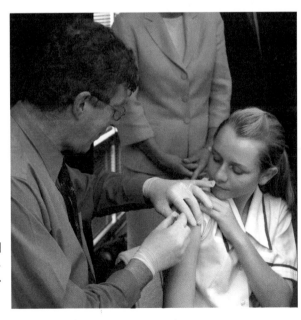

2006 年 8 月 28 日，在澳大利亚昆士兰亚历山大公主医院，伊恩·弗雷泽教授为一对少年姐妹注射了世界上第一针 HPV 疫苗。

和的低危型和凶残的高危型。低危型 HPV 通常只引起皮肤良性疾病。高危型 HPV 如 16、18、31、33 等型则是诱发宫颈癌的元凶，会引起不规则阴道出血、性交出血等症状。

3. HPV 疫苗的适合接种人群

就癌症而言，预防胜于治疗，接种 HPV 疫苗就是预防宫颈癌最直接、最有效的方法。目前，HPV 疫苗共有三种：2 价、4 价、9 价。2 价疫苗主要针对最具杀伤力的 HPV16 型和 18 型。2016 年 7 月，2 价 HPV 疫苗获得中国食品药品监督管理总局的上市许可，成为国内首个获批的预防宫颈癌的 HPV 疫苗。此后，4 价 HPV 疫苗和 9 价 HPV 疫苗分别于 2017 年 5 月和 2018 年 4 月在我国获批上市。

2 价 HPV 疫苗	4 价 HPV 疫苗	9 价 HPV 疫苗
HPV16、18 型	HPV16、18、6、11 型	HPV16、18、6、11、31、33、45、52、58 型

我们必须认识到，HPV 疫苗是预防性的，不是治疗性的。也就是说，HPV 疫苗可以预防感染，但对已经发生感染的个体无效。从免疫效果看，青春期前接种 HPV 疫苗是最佳选择。据统计，3 剂量方案中，9—13 岁的青少年获得的抗体应答比 15—23 岁的女性高 2 倍。目前，在大多数国家（无论是发展中国家还是发达国家），12—14 岁的女孩都是公认的 HPV 疫苗接种的主要人群。

二、两种脊髓灰质炎疫苗的"瑜亮之争"

在我国，很多孩子的童年记忆里都有一颗甜甜的糖丸，它能预防疾病，这种病就是脊髓灰质炎（简称"脊灰"），俗称小儿麻痹症，它是由脊灰病毒引起的，主要通过粪—手—口途径传播。90%—95%的脊灰病毒感染是无症状的，约4%的人会出现发热和非特异性症状，1%的人会出现瘫痪。

自20世纪50年代起，我国就有脊灰疫情不定期出现的记录，控制脊灰成为新中国公共卫生工作的重点。在中国消灭脊灰的道路上，有一个人功不可没，他就是"中国脊灰疫苗"之父——顾方舟，也是孩子们口中的"糖丸爷爷"。

神奇的糖丸疫苗

1955年，江苏南通暴发脊灰疫情，全市1680人突然瘫痪，大多数为儿童，466人死亡。此后，疫情又迅速向上海、青岛等地蔓延，传播速度之快、范围之广令人闻之色变。

由于这种病无药可治，又没有疫苗，1959年，33岁的顾方舟临危受命前往苏联考察。据顾方舟夫人回忆，"派他去的时候是考察死疫苗，但他到了苏联一看，死疫苗不适合我们国情"。死疫苗即灭活疫苗，要分四次注射接种，不仅价格昂贵，还要由专业人员操作，以中国当时的国力难以做到。后来，顾方舟得知有一种刚研发出来的脊灰活疫苗只需口服，使用方便，成本也只有灭活疫苗的千分之一，但因安全性尚未经过试验，还没有国家使用过。

没过多久，由顾方舟担任组长的脊灰活疫苗研究协作组就成立了，首批试生产疫苗也很快在北京诞生，并通过了动物实验。为了验证疫苗的安全性，顾方舟和同事们不仅以身试疫苗，还给自己的孩子服用了疫苗。最终，所有服下疫苗的孩子安然无恙。1960 年底，正式投产的首批 500 万人份疫苗被推广至全国 11 座城市，脊灰疫情流行高峰纷纷削减。

面对日益好转的疫情，顾方舟并没有放松警惕，因为液体疫苗在运输、保存、使用等环节有较高的要求，难以惠及广大农村和偏远地区。怎样才能研制出运输方便且孩子喜欢的疫苗呢？经过深思熟虑，顾方舟想出了滚元宵、用糖包裹疫苗的方法，"原理很简单，滚元宵或者

这是中国消灭脊灰证实报告签字仪式合影，前排左四就是"糖丸爷爷"顾方舟。

包糖衣，没有高科技可言，但正是因为这种简单的技术，疫苗才得以在农村普及"。经过反复的研究与测试，顾方舟终于成功地研制出糖丸疫苗，并通过了科学的检验。从 1962 年起，一颗颗糖丸被运往全国各地，从而打开了在农村推广疫苗的局面。

2000 年，世界卫生组织证实中国成为无脊灰国家。在中国消灭脊灰证实报告签字仪式上，74 岁的顾方舟作为代表，在证书上签下了自己的名字。

2019 年 1 月 2 日，顾方舟在北京逝世。在生命的最后时光，他留下两句话："我一生做了一件事，值得，值得……孩子们快快长大，报效祖国……"

2019 年 9 月 17 日，这位为脊灰防治工作奉献了一生的老人被授予"人民科学家"国家荣誉称号。

2020 年 5 月 17 日，顾方舟被评为"感动中国 2019 年度人物"。

1. 黑暗的脊灰世纪

20 世纪上半叶，欧洲、北美、澳大利亚和新西兰等先后成为脊灰重灾区。具有讽刺意味的是，脊灰的大流行是因环境卫生改善引起的。1900 年以前，脊灰是地方病。大多数婴儿虽然在 6 个月大之前就感染了脊灰病毒，但因受到母体抗体的保护，并没有表现出症状，病例一般集中在 6 个月至 4 岁的儿童中，并能对这种疾病产生永久的免疫力。后来，随着很多发达国家不断开展社区卫生整治，包括改善污水处理和清洁水供应，人们在婴儿和幼儿期接触脊灰的机会较少，由此形成了大量易感个体，而推迟到儿童晚期或成年后的脊灰病毒感染因缺少母体抗体的保护，暴露后更容易出现麻痹症，这就导致了脊灰的流行。

这是电子显微镜下的
脊髓灰质炎病毒。

1950 年，匹兹堡大学的威廉·哈蒙从脊灰幸存者的血液中分离出含有脊灰病毒抗体的血清，用以预防脊灰的传播，降低脊灰患者的疾病严重程度。但这种被动的抗体输入持续时间短，保护作用不完全，且血清的获取是一个昂贵且耗时的过程，所以医学界的关注焦点很快转向开发脊灰疫苗。

2. 相似的背景，不同的路线

目前世界各地对抗脊灰主要有两种疫苗：灭活疫苗和减毒活疫苗。两种疫苗的开发者乔纳斯·索尔克和阿尔伯特·萨宾从一开始就走上了截然不同的研发路线。

1号选手乔纳斯·索尔克出生于美国纽约的一个贫困家庭，父母是来自波兰的犹太人，十分重视教育。在研发脊灰疫苗前，索尔克主要致力于流感疫苗的研究，是以灭活方法开发疫苗的坚定跟随者，该方法假定对疾病的免疫力不需要通过自然感染来获得。索尔克认为，在准备得当的情况下，灭活疫苗（也就是死疫苗）也许能够诱导免疫系统，使其相信机体正受到入侵者的攻击。

开发灭活病毒疫苗的关键是要完全灭活该病毒，而不破坏其刺激机体产生保护性抗体的能力，这是一种微妙的平衡。如果开发得当，灭活病毒疫苗将无法恢复毒力，从而避免了疫苗诱发脊灰的风险。

1954年，索尔克开发的灭活疫苗（IPV）接受了预防脊灰的能力测试，这次测试堪称历史上最大的临床医学试验，涵盖了美国的不同地区、阶级和种族。受试者被分为三组：第一组将接受真正的疫苗，第二组将接受与疫苗外观相似的安慰剂，第三组充当"观察"对照组。最终，累计不少于60万名儿童接受了至少1剂索尔克疫苗或安慰剂的接种，另外72万5000人不服用任何药物，仅作为参照。试验结果非常理想，灭活疫苗不仅被证明是安全的，而且保护率达到了80%—90%。到1957年，在美国国家小儿麻痹基金会推动的大规模免疫接种后，美国每年的脊灰病例数量从近58000例的高峰减少到5600例。

与索尔克的思路不同，2号选手阿尔伯特·萨宾遵循詹纳、巴斯德和科赫的传统疫苗研发路径，认为对疾病的强大而持久的免疫力取决于人体对自然感染的反应。萨宾始终对灭活病毒疫苗能否产生足够高且持久的抗体水平表示怀疑，他坚信只有活病毒疫苗才能做到这一点。但是活病毒往往需要更多的关注，因为它们会继续在体内繁殖，所以要确保每个病毒株的毒力既能够产生轻度感染，又不会造成进一步伤害。

活病毒脊灰疫苗具有许多优势。一方面，它通过口服给药，模拟了野生型脊灰病毒感染人体的过程，从而产生了高且持久的抗体应答，不需要在抗体衰减时再打针或"增强"。另一方面，它为大众提供了"被动接种疫苗"的前景，因为接种疫苗者会通过粪便将弱化的病毒散播到周围环境中，有可能对大部分未接种疫苗的人群进行免疫。最理想的结果是，这种活病毒疫苗的安全开发有可能彻底根除脊灰。

1956 年，萨宾通过弱化的活病毒开发出口服脊灰疫苗（OPV）。由于当时美国已普遍接种索尔克疫苗，因此萨宾接受了在苏联和其他社会主义国家进行试验的邀请。据统计，最终共有超过 7700 万儿童和青少年接种了萨宾疫苗。试验结果很出色，有些人甚至认为结果好得令人难以置信。

对大多数美国疫苗研究人员而言，这同样也是一个可喜的消息，因为长期以来，他们一直认为萨宾的方法优于索尔克的方法。1960 年 8 月，萨宾的减毒活疫苗被批准在美国试生产。1961 年起，美国全面切换为接种萨宾疫苗。10 年后，脊灰几乎从美国地图上消失了。

3. "恶魔的抽签"风险犹存

然而，随着脊灰在全球得到控制，萨宾疫苗所引起的两种不良反应——VAPP 和 VDPV 日益突出。这种由合格疫苗引发的严重不良反应事件被形象地称为"恶魔的抽签"。

其中，VAPP 全称疫苗相关麻痹型脊髓灰质炎，指接种或接触萨宾疫苗后引起的严重不良反应，既可出现在萨宾疫苗的接种者身上，也可出现在未经免疫的接触者身上，其临床特征与脊灰野生病毒株引起的麻痹相似，会留有永久的后遗症，导致终身残疾。

什么是 VDPV

萨宾疫苗中的减毒活脊灰病毒通过在个体或社区的长期复制，可重获野生病毒株的神经毒性和传播能力，成为疫苗衍生脊灰病毒（VDPV），导致散在麻痹型脊灰病例或暴发。VDPV 的出现，迫使人们不得不逐步停止萨宾疫苗接种，因为这样才有可能实现全球消灭脊灰的目标。

在 20 世纪 90 年代后期，美国医疗机构的态度发生了 180 度的转变，他们建议恢复使用索尔克疫苗，也就是灭活疫苗，理由很明确——尽管萨宾疫苗在破坏野生型脊灰病毒生命周期方面表现优异，但它已成为根除该疾病的最后障碍。

从脊灰疫苗半个多世纪的发展历程，特别是索尔克疫苗和萨宾疫苗的竞争过程来看，灭活疫苗和减毒活疫苗各有千秋，而且在不同的时期，两种疫苗的优势和劣势会更加突出。比如在早期，灭活疫苗研制速度更快，适合全面铺开接种，减毒活疫苗虽然研发速度较慢，但胜在成本低，利于普及，且起到了被动接种的作用，特别适合流行区的疫情控制。到了根除阶段，鉴于野生病毒株的流行已经得到了很好这些孩子被授予"脊髓灰质炎先锋"称号。

的控制，减毒活疫苗可能会导致疫苗衍生病毒株的流行，这时就需要灭活疫苗来帮忙"查漏补缺"。

科学的进步，离不开争论与试错。毋庸置疑，无论是哪种疫苗，在脊灰流行的高峰时期，都曾挽救了千千万万的生命；无论是索尔克还是萨宾，都是人类消灭脊灰征程中伟大的英雄。

目前，我国周边少数国家仍然不时出现脊灰野生病毒病例，存在野生病毒输入与传播的风险，因此脊灰疫苗的接种尤为重要。随着这种疾病从原来的本土流行转变为如今没有本地野生病毒病例，我国的脊灰疫苗接种也逐步发生了变化：按照脊灰疫苗替代计划，在接种程序中逐步减少 OPV，增加 IPV 的比例，最终实现全程 IPV。2020 年 10 月，上海率先在全国范围内实行全程 4 剂次 IPV 的免疫规划程序，旨在打通消灭脊灰的"最后一公里"。

三、进击的流感疫苗：追赶病毒变异的脚步

2020 年下半年以来，多种新冠变异病毒的出现，对现有新冠疫苗的有效性提出了严峻的挑战。以最早在南非发现的 B.1.351 突变株为例，数据显示，英国牛津大学和阿斯利康公司合作开发的腺病毒载体疫苗对这种变异病毒的预防能力从近 80% 骤降到 10%。如果新冠病毒继续变异，导致现有疫苗都不再具有保护作用，我们该如何应对？其实早在 70 多年前，科学家们就遇到过同样的难题，只不过当时的主角是流感病毒。

流感的前病毒时代

流感是流行性感冒的简称，在古代文明中就已经存在，可能因早期人类与驯养的动物近距离接触所致。

历史上，流感除了表现为频繁的季节性流感之外，还会以大流行的形式定期肆虐人间，比如 1918 年的流感大流行。这场大流感是在第一次世界大战的背景下暴发的，传播速度之快、破坏规模之大堪称史无前例。在不到一年的时间里，全球有超过 5000 万人死于流感。

尽管存在争议，但在 20 世纪初期，大多数人都认为流感是由细菌引起的。1892 年，德国细菌学家理查德·菲佛在罗伯特·科赫的引领下，从流感患者的鼻腔分泌物中分离出一种细菌，并以自己的名字命名为

这是1918—1919年流感大流行期间堪萨斯州芬斯顿军营的一家临时医院。

菲佛杆菌。此后数十年，这种细菌一直被认为是引起人类流感的病原体。

直到1931年，美国病毒学家理查德·肖普在实验室中，通过向鼻内滴入分离自猪的肺和淋巴结组织的悬浮液，在健康的猪中诱发了猪流感的临床综合征。研究还证明这种病原体可以在动物中连续传代。至此，人类终于找到了引起流感的真凶——流感病毒。

1. 揭开流感病毒的神秘面纱

流感病毒表面分布着两种糖蛋白结构，分别是血凝素（H）和神经氨酸酶（N），两者均具有抗原性。这两种蛋白为此后在体外和体内研究流感病毒提供了可检测的标记物，从而使科学家能够更全面地了解病原体的生物学行为。

事实证明，识别流感病毒的抗原变异现象是一项重大进展，因为它解释了流行为何会反复发生，同时也为此后疫苗的开发提供了重要的线索。

流感病毒的抗原变异现象有两种，一种是慢的，一种是快的，前者称为漂移，后者称为转换。抗原漂移是指编码 H 和 N 糖蛋白基因内的点突变会随时间累积，使病毒与以前相比出现足够大的差异，从而逃避人体免疫系统的识别。这些相对较小的差异导致季节性流感不定期流行。抗原转换的过程则涉及表面糖蛋白的主要遗传变异，从免疫识别的角度看，相当于产生了一种新型病毒，并有可能导致大流行。

为了帮助大家理解这两个概念，我们可以把流感病毒想象成一个身着白短裤、红 T 恤的足球运动员，免疫系统能识别这种球服并攻击它。若球服稍有变化，比如在白短裤上

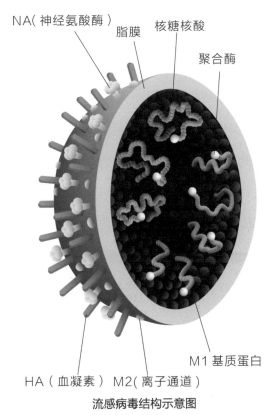

NA（神经氨酸酶）　脂膜　核糖核酸

聚合酶

M1 基质蛋白

HA（血凝素）　M2（离子通道）

流感病毒结构示意图

新的亚型

小的突变

通过抗原转换（左）和抗原漂移（右）的对比，可以发现抗原转换完全是基因重组，而抗原漂移只是小突变。

加一条红色条纹而其他不变，免疫系统还是能够毫不费力地识别出该病毒。但若球服由红 T 恤、白短裤变成了白 T 恤、红短裤，免疫系统就没那么容易识别了。抗原转换则相当于病毒从红衣白裤变成了蓝衣黑裤，免疫系统根本无法识别。

1918 年的流感大流行之所以造成如此大的伤害，根本原因在于当时的病毒已经出现了抗原转换，相当于一种新型的流感抗原形式，全世界的人都没有感染过该病毒，所以病毒才会以爆炸性的速度在人群中传播。

2. 灭活流感疫苗初战告捷

因担心流感大流行可能会随着第二次世界大战中的大规模部队调动再次出现，美国于 1941 年成立了专门的流感委员会，主要任务就是开发筛选出流感的保护性疫苗。

20 世纪 40 年代初的研究已经发现灭活的流感疫苗具有免疫原性，但尚未进行大规模的临床研究。1943 年 10 月，美国军队中进行了一项有关疫苗保护力的研究。在 12474 名受试者中，一半人接种了灭活的 2 价甲型和乙型流感病毒疫苗，有效率约为 69%，总体而言疫苗耐受良好。

在接下来的 18 个月，科学家们对 2 价灭活流感疫苗进行了各种技术改造，并于 1945 年末开始在美国陆军内部进行大规模接种。据观察，该疫苗可保护经过免疫的陆军人员，但不能保护未接种的海军人员。

3. 病毒变异：大流行的前奏

20 世纪 40 年代后期，科学家们发现具有不同生物学和免疫学行为的甲型流感病毒变种越来越常见，它最初被称为 A-prime，可以理解为加强版的甲型流感病毒。现在人们逐渐明确 A-prime 其实就是 1918 年流感病毒株的抗原漂移变体，也就是 H1N1 型病毒。

1946—1947 年暴发的甲型流感也是由 H1N1 型病毒引起的，不过由于它是与原代病毒株抗原不同的变体，因此免疫系统只能识别出部分——这虽然可产生交叉保护作用以避免大流行，但疫苗接种不足以产生有效的保护。

随后，1957 年出现了由 H2N2 亚型病毒引起的"亚洲流感"。1968 年出现的"香港流感"大流行虽然由一种新型的 H3N2 亚型病毒引起，但由于 1957 年病毒株的神经氨酸酶抗原（N2）型持续存在，因此人群中存在一定程度的部分免疫。

1972 年，研究人员采用 1968 年的"香港流感"病毒株来制备疫苗，但看似不严重的病毒变异依旧引起了流感的暴发。至此，人们深深地认识到，用疫苗来对付流感病毒有时候并不奏效，即使是包含相似亚型的异源病毒株，疫苗的有效性依旧有可能大打折扣。

甲型流感病毒变种的出现破坏了灭活疫苗的有效性。在接下来的20年，科学家们坚持不懈地对此进行研究，逐渐理解了流感病毒变异的原理和意义。他们不断改进疫苗的配方，以优化疫苗抗原与每年流行病毒之间的相关性，努力提高疫苗的保护效力。

4. 流感疫苗接种二三事

流感季节一般从每年的11月持续至次年的3月。每年接种流感疫苗是降低感染和传播流感病毒风险的最佳手段。由于注射疫苗后通常需要2周才能产生相应的抗体，因此建议在9—10月，也就是在流感季节来临之前进行接种。如果错过最佳接种时间怎么办呢？别担心，凡是在流感季节接种疫苗的人都能获益。

大于6个月的儿童和成人应该每年接种流感疫苗。老年人、儿童、孕妇、慢性病患者和医务人员等高危人群尤其应该优先接种。特别要提醒的是，由于6个月至3岁的儿童流感疫苗接种需要分2针，且间隔4周，因此该年龄段的孩子需要更早接种。

接种流感疫苗后可能会出现一些不良反应。对肌注疫苗者来说，可能出现的不适包括接种处酸痛、发红、肿胀和低热等。对鼻喷疫苗的儿童来说，可能出现的不适包括流鼻涕、喘息、头痛、呕吐、肌肉酸痛、发热；成人可能出现的不适相对较少，包括流鼻涕、头痛、咽痛和咳嗽。绝大多数接种者症状轻微，可在 1—2 天内恢复。极少数接种者可能出现严重的过敏反应。

5. 终极目标：你变我也变，你快我更快

目前，20 世纪 40 年代中期推出的灭活疫苗仍然是开发季节性或流行性流感疫苗的主要技术手段。需要注意的是，即使接种过疫苗，仍有一定的概率感染流感，但概率会大大降低。流感疫苗发挥作用和很多因素相关，包括接种者的年龄、健康状态、用于制备疫苗的病毒株

目前使用的大多数流感疫苗依旧是在鸡蛋里生产出来的。

是否和当年的流行株匹配等。每当病毒出现新的变种，流感疫苗的配方也必须随之改进，以发挥保护作用。而分析病毒和制备疫苗非常费时费力，研究人员每次都必须提前半年预测会出现什么流感病毒，"整个过程有些像猜谜"。

自 1997 年以来在亚洲流行的新型禽流感病毒变种和自 2009 年初以来在全球人类中传播的新型 H1N1 病毒再次引起了全世界的担忧。考虑到现有流感灭活疫苗对变种或漂移病毒株的保护作用不一致，研究人员认为应对流感的终极目标是开发一款通用的、交叉保护的"万能疫苗"，这种疫苗可在大流行期间针对所有病毒株使用。

为了使疫苗在不断变异的流感病毒面前依然有效，全球的科学家和传染病专家不得不想方设法地改进疫苗。比如：建立流感监测网络，根据新发现的流感病毒株配制疫苗；在疫苗中添加佐剂，增强免疫反应；尝试亚单位疫苗技术，其不良反应比灭活疫苗更小；改用减毒活疫苗技术，这种疫苗经鼻内给药，对儿童具有很高的保护效力；等等。

从流感疫苗开发的历史可以发现，面对善变的流感病毒，现有的技术平台有点应接不暇。同理，新冠疫苗的开发也必须采用多种技术齐头并进的策略，特别是要寻找新的技术平台，克服现有疫苗的不足，做到"你变我也变，你快我更快"。

四、同一种病毒，不同的疫苗

　　水痘和带状疱疹尽管发病症状和发病年龄截然不同，但始作俑者是同一种病毒。在带状疱疹疫苗出现之前，人类开发的大多数疫苗（包括水痘疫苗）都是用来预防严重的全身性的感染性疾病。那么，对于带状疱疹这种看似并不致命、只是引起疼痛的疾病，研究人员为何要花大力气去开发疫苗以降低其发病率呢？带状疱疹疫苗和水痘疫苗又有什么不同呢？我们先来了解一下水痘和带状疱疹的前世今生。

从水痘到带状疱疹：长大后我就成了你

　　不知从什么时候开始，皮疹都称为"痘"，梅毒叫作"大痘"，天花叫作"小痘"。因为水痘的形态与天花的"痘"相似，所以人们总是将它们混淆起来，直到 18 世纪中叶，水痘才被确认为是一种独立的疾病，称为"鸡痘"。

　　水痘是一种全身性的感染性疾病，通常出现于第一次感染该病毒的患者。由于之前感染过水痘的成人普遍具有免疫力，不会再次感染，因此水痘多发于儿童。带状疱疹则是一种感染性皮肤病，得名于常在身体单侧出现的带状分布的皮疹，俗称"缠腰龙""蛇缠腰"等。

　　人们很早就意识到水痘和带状疱疹之间一定存在着某种联系，因为他们注意到有些儿童水痘病例是带状疱疹的密切接触者。20 世纪 40 年代，英国医生埃德加·霍普·辛普森通过流行病学调查，发现带状疱疹仅在有过水痘病史的人群中发生，且发病率随着年龄的增长显著上升。20 世纪中叶，儿科医生约瑟夫·加兰怀疑带状疱疹可能是由潜伏的水痘病毒重新激活所致，也就是说，潜伏的水痘病毒一旦被重新激活，就会以带状疱疹的形式卷土重来。约瑟夫的猜想最终得到了证实。后来，该病毒被命名为水痘－带状疱疹病毒（VZV），成为疱疹病毒家族的一员。

VZV 是病毒界的潜伏高手，当人们感染水痘并痊愈后，它会先通过黏膜皮肤部位的感觉神经——神经轴突逆行到达感觉脊髓背根神经节或脑神经的感觉神经节，然后悄悄潜伏下来。随着年龄增长或免疫力下降，VZV 可能通过神经轴突顺行来到皮肤细胞中，引起带状疱疹。由于是顺着神经扩散，带状疱疹的症状往往是在胸背部、腰部和颈部

带状疱疹的发病机制

产生成群的水疱。细胞免疫是机体最重要的控制 VZV 扩散的防御手段，而针对 VZV 的特异性抗体（体液免疫）并不能在体内清除 VZV，这也意味着带状疱疹疫苗的开发策略与之前提到的几种疫苗都不太一样。

1. 成功需要实力，也需要运气

20 世纪初，研究人员借鉴预防天花的方法——接种人痘，将带状疱疹患者的水疱液注入儿童体内，希望以此实现终身免疫。但这种尝试并没有完全取得成功，因为仍有部分孩子出现了典型的水痘症状。

和很多疫苗一样，水痘疫苗的成功离不开运气的加持。20 世纪 70 年代初，曾担任大阪大学微生物学系主任的高桥道明因儿子感染了严重的水痘，决心研发减毒的水痘疫苗。但从历史经验看，开发一款减毒活疫苗并不容易，此前只有黄热病、脊髓灰质炎、麻疹、腮腺炎和风疹等为数不多的病原体成功开发出减毒的活病毒疫苗。

为了获得 VZV 的减毒株，高桥参照萨宾研发脊髓灰质炎减毒活疫苗时采用的方法，首先从一名患有水痘的儿童体内分离出一株 VZV，并根据这个孩子的姓 Oka 将其命名为 Oka 株。接着，他先后在人和豚鼠的细胞中连续传代约 35 次，获得了用于制备疫苗的减毒病毒株。由于当时没有（现在仍然没有）水痘感染的动物模型，他不得不跳过动物实验这个步骤，将候选疫苗直接用于人类，以检测其减毒是否彻底。高桥是幸运的，他的疫苗最终被证明安全而有效。如今世界上所有可用的水痘减毒活疫苗几乎都来自 Oka 株。

1995 年，美国建议将 1 剂水痘疫苗列入面向 1—12 岁儿童的标准高桥道明成功开发了第一款水痘减毒活疫苗。

免疫计划，自此水痘发病率大幅下降，但不少日托机构和大多数儿童接种过疫苗的学校依然出现了水痘疫情。医学专家们研究发现，在注射 1 剂水痘疫苗后，抗体会随时间推移逐渐减弱甚至消失，有些甚至无法血清转化（产生保护性抗体）。为了提升抗体持久性与血清转化率，美国疾病预防控制中心（CDC）自 2006 年起，推荐 1—12 岁的儿童注射 2 剂水痘疫苗。

2. 带状疱疹疫苗：各有所长，殊途同归

带状疱疹最常见的并发症是皮疹发作数月后持续存在明显疼痛，也就是带状疱疹后神经痛，这种"会呼吸的痛"严重影响了患者的生活质量。由于带状疱疹的水疱中同样可以检测到大量 VZV，因此带状疱疹在发病期也具有传染性，没有免疫力的密切接触者存在潜在的传播风险。

鉴于此，科学家们假设可通过接种水痘疫苗增强对 VZV 的细胞免疫性，从而开发出一种抗带状疱疹的疫苗。

既然是同一种病原体引起的感染，那么带状疱疹疫苗是否也可以

采用减毒路线呢？答案是肯定的。经过研究，科学家们发现带状疱疹疫苗中的减毒活病毒含量比水痘疫苗提高了约 15 倍，这对带状疱疹的高危人群——老年人来说是个好消息，因为相对高的疫苗剂量可刺激老年人的细胞免疫。减毒的带状疱疹疫苗于 2006 年 5 月在美国获得许可，适用于至少 60 岁以前没有带状疱疹病史和相关疾病的人，目前并没有在中国内地上市。

但正如"每个硬币都有两面"，减毒的带状疱疹疫苗并不适用于带状疱疹的另一类高危人群——免疫功能低下者和孕妇等。为了找到保护性更好、适用范围更广的疫苗，科学家们对 VZV 进行了深入研究，发现包膜糖蛋白 E（gE）是 VZV 外壳的主要成分，是在被 VZV 感染的细胞上表达最丰富的糖蛋白，也是中和抗体的主要目标；gE 是复制和传播所必需的，并且是 VZV 特异性 B 细胞和 CD4 + T 细胞反应的主要靶标。

3. gE 是 VZV 表面的重要结构成分

gE 的发现促成了重组亚单位疫苗的诞生。重组亚单位疫苗因不含病毒活性成分，安全性有保障，非常适合免疫功能低下者；而当它与适当的佐剂一起使用时，又可为老年人预防带状疱疹提供另一种选择。与减毒活疫苗相比，新款疫苗有了很大的进步，不但提高了保护效率，扩大了适用人群范围，而且老年人和年轻人的抗体水平几乎相同，血清转化率高，不会随年龄增长而下降。

2018 年，美国免疫实施咨询委员会（ACIP）发布关于带状疱疹疫

外壳　糖蛋白棘突

核衣壳

双链 DNA 基因组　脂质包膜

水痘－带状疱疹病毒结构示意图

苗接种的建议，推荐重组带状疱疹疫苗既可用于 50 岁以上免疫功能正常人群，也可用于之前接种过带状疱疹减毒活疫苗的成人。2019 年 5 月，我国国家药品监督管理局有条件批准重组带状疱疹疫苗进口注册申请，用于 50 岁及以上成人带状疱疹的预防。2020 年 6 月，重组带状疱疹疫苗在我国正式上市。

　　水痘和带状疱疹尽管由同一种病毒 VZV 引起，但临床表现和发病机制都不一样。由于 VZV 较难培养和传代，因此疫苗开发得也较晚。细胞免疫在控制 VZV 潜伏状态方面起到了重要作用，随着年龄增长和细胞免疫下降，潜伏在神经节的带状疱疹会再次活动。接种高剂量的减毒活疫苗或利用添加新型佐剂的重组蛋白疫苗有助于维持这种细胞免疫，从而大大降低带状疱疹的发病率。

第四章

安全与高效：
疫苗的未来

一、打响疫苗安全保卫战

在过去的一百年里，科学家们已针对白喉棒状杆菌、破伤风梭菌、百日咳杆菌、脊髓灰质炎病毒、麻疹病毒、腮腺炎病毒、风疹病毒、水痘－带状疱疹病毒、甲肝病毒、乙肝病毒、b型流感嗜血杆菌、肺炎球菌、脑膜炎奈瑟菌、轮状病毒和人乳头瘤病毒等严重危害人类健康的病原体成功开发出了疫苗。毫无疑问，疫苗的发明是20世纪以来医学领域最伟大的成就之一，大大延长了人类的寿命。

由于疫苗是为健康的儿童和成人提供的，因此与其他治疗疾病的药物相比，人们对疫苗安全性的要求更高，对其不良反应的接受度更低。那么，如何确保一款疫苗的安全性？不良反应到底是怎么一回事？接种疫苗后患病和疫苗有关系吗？我们先来回顾一下历史上因疫苗安全问题造成的不幸事件。

早期疫苗的"黑历史"

作为抗击传染病的重要武器，疫苗的作用是保护生命健康，但不安全的疫苗恰恰相反，不仅会对人体造成严重伤害，还有可能致命。

19世纪后期，路易·巴斯德通过在动物的神经组织（包括大脑和脊髓）传代研制出减毒的狂犬病疫苗。这种疫苗能够阻止绝大部分致命感染，但同时也导致接种的每230人中就有1人出现癫痫、瘫痪和昏迷。

1942 年，美国军方为数十万名投入北非战场的士兵接种了黄热病疫苗。为了使活病毒保持稳定，研究人员在疫苗中添加了人血清，没想到其中一些血浆的捐献者携带有乙肝病毒。最终，33 万名士兵感染乙肝，5 万人出现肝功能异常，62 人死亡。

1955 年，五家公司生产了乔纳斯·索尔克研发的甲醛灭活脊灰疫苗，其中 Cutter 公司未能用甲醛完全灭活脊灰病毒。这一失误导致 12 万名儿童被注射了活脊灰病毒，其中 4 万例发展为轻度脊灰，200 例永久瘫痪，10 例死亡，是美国历史上最严重的疫苗灾难之一。

这些灾难级的疫苗事故，归根结底源于人们在疫苗开发早期未能

1955 年，Cutter 实验室生产的脊髓灰质炎疫苗因灭活不完全，造成了严重的疫苗灾难。

深入理解疫苗生产过程中的诸多科学问题。比如：巴斯德时代，人们尚不知道在神经组织传代的病毒会造成攻击神经系统的抗体；"二战"时期，人们还没有分离出乙肝病毒，自然意识不到使用血制品制备疫苗存在重大的安全隐患；脊灰灭活病毒疫苗诞生时，人们也还未发明可靠的方法对灭活疫苗的生物活性进行检测。这些惨痛的教训，使研究人员认识到疫苗上市前必须经过科学、规范的临床试验，以保证安全性和有效性。随着疫苗生产 GMP（Good Manufacture Practice，良好的生产规范）的制定，此后类似的事件极少发生。

古语云："欲速则不达。"一款成熟的疫苗必须经过严格的监测和大量的试验来确保其安全性和有效性，一旦操之过急，后果不堪设想。在疫苗早期研发阶段，人们确实付出了巨大的代价，许多民众因接种不成熟的疫苗而深受其害。但随着科学技术的进步和生产工艺的提升，如今疫苗已变得越来越安全。客观地看，疫苗仍然是目前预防疾病和死亡最成功、最经济高效的公共卫生工具之一，虽然它曾在历史上引起一些非常严重的不良事件，但毕竟罕见，且与生产过程无关。由此可见，接种疫苗的好处要远远大于它可能带来的风险。

1. 上市前：临床试验是重头戏

疫苗从研发、生产到上市，每一步都充满挑战，没有捷径可走。在获批上市前，疫苗首先要在实验室、动物和三个阶段的人类临床试验中进行广泛的安全性和有效性评估。Ⅰ期试验涉及的受试者较少，仅能检测出一些常见的不良事件；Ⅱ期试验通常每组招募数百人，旨在提供有关抗原含量、疫苗成分、疫苗配方、连续剂量的作用及常见反应等信息，为Ⅲ期试验候选疫苗的选择提供依据；Ⅲ期试验所得到的安全性数据主要取决于样本数量（大约 100—100000 人）和观察时由于小白鼠的功能代谢与人体相似，研究人员往往把新药或疫苗先在小白鼠身上进行实验，为后续的临床试验提供数据基础。

间（通常少于 30 天），这个阶段一般也只能观察统计出常见的局部反应和全身反应的发生率。

大多数临床试验的研究设计必须包括对照（接受安慰剂或替代疫苗）组，并且在试验过程中，研究者和受试者都不知道哪些人接受的是研究疫苗，哪些人接受的是安慰剂，这就是所谓的双盲试验。通过对观察、记录得到的不良事件进行分析、统计与比较，可推断出大多数不良事件和疫苗接种之间是否存在因果关系。

但受上市前样本数量的限制，研究人员不一定能检测到某些罕见的、延迟的或仅在特定人群中发生的不良反应，因此对疫苗安全性进行上市后的评估至关重要。

2. 上市后：跟踪监测是防护网

与以往疫苗上市后的评估主要依靠被动监测（如家长主动报告儿童接种后的不良反应）和流行病学研究不同，得益于上市后的Ⅳ期试验、基于真实世界的研究和预先建立的大型数据库，如今科学家们对特定接种后罕见不良事件的研究能力得到进一步提高，甚至能够检测到特定制造商或特定批次疫苗的不良事件发生率的变化。

自2005年以来，我国就建立了疫苗异常反应的监测系统，目的是及时跟进上报时间、数据、调查和诊断情况。强大的疫苗安全监测系统，仿佛是一张360度无死角的防护网，有助于快速识别和应对潜在的疫苗安全问题。在大规模疫苗接种活动中监控疫苗的安全性尤其重要，比如此次新冠肺炎大流行后的疫苗接种，这是有史以来全球规模最大、强度最大的疫苗接种行动。在短短不到一年的时间里，世界各国争分夺秒，以前所未有的速度批准了近10款生产工艺和机制各不相同的新冠肺炎疫苗上市。考虑到接种人群可能多达数十亿人，为了及时、快速地发现任何不良事件，各国纷纷加强了对疫苗安全性的监测，这种广泛的国际合作为今后改善对疫苗安全性的跟踪提供了有效的模型。

疫苗会带来哪些不良反应

接种疫苗的不良反应，由疫苗本身所固有的特性引起，与每个人的个体差异有关。

常见的不良反应包括局部反应和全身反应，大多数临床症状轻微，不会引起组织损伤和功能障碍。

局部反应一般在接种疫苗后 24 小时内发生，注射局部可出现红晕、轻度肿胀和疼痛，1—2 天内可逐渐消失。轻度无须处理，较重者可局部热敷。

全身反应包括发热、头痛、乏力及不适，还会有恶心、呕吐、腹痛和腹泻等。发热（多数为低热至中等程度）一般出现于接种疫苗后数小时至 24 小时内，持续 1—2 天，很少超过 3 天。轻度无须特殊处理。

3. 都是疫苗惹的祸吗

一个最不愿看到的结果是，"疫苗的安全性存在严重问题"这样的观念已被一些人视为事实。特别是当各种慢性病尚未找到较明确的病因时，随着免疫接种的普遍开展，人们很容易将所有慢性病和接种疫苗建立起一种假想的联系。

误解之一是全细胞百日咳疫苗会导致永久性脑损伤。1974 年，英国儿童医院的库伦坎普夫医生及其同事报告了接种全细胞百日咳疫苗后出现的 22 例智力障碍和癫痫儿童，新闻媒体随后大肆报道。在接下来的几年，因担心出现不良反应，英国儿童的百日咳疫苗接种率从 81% 下降到 31%，导致超过 10 万例百日咳病例和 36 例死亡。受到该报告的影响，日本、瑞典等国的接种率也一路下降，由百日咳引起的死亡人数则随之上升。

后来，许多设置对照组的临床研究发现，接种全细胞百日咳疫苗的儿童中，智力迟钝和癫痫的发生率与未接种疫苗的儿童相似。

误解之二是接种后出现的死亡是疫苗引起的。如果在接种疫苗后不久发生死亡，很多人会怀疑这和疫苗有关。从历史上看，最受关注

疫苗与健康

研究人员虽然至今尚未找到导致婴儿猝死综合征的直接原因，但还是通过数据分析总结出了一些可降低其风险的方法，其中最有效的就是调整婴儿的睡眠姿势。

的莫过于婴儿猝死综合征（SIDS）。20世纪80年代中期，反疫苗组织率先提出"全细胞百日咳疫苗可引起SIDS"。90年代初，当乙肝疫苗被推荐用于新生儿时，一个广受欢迎的电视新闻节目抛出这样一个问题：疫苗是否会引起SIDS？其实，SIDS的发病高峰期在出生后2—3个月，恰恰是大部分婴儿集中接种疫苗的时间段，也就是说，SIDS与疫苗接种属于同时偶发，即便没有接种疫苗，也有可能出现死亡。

自20世纪90年代初以来，美国的SIDS死亡人数持续下降，原因有很多，包括建议改变睡眠姿势等。大量证据显示，疫苗接种（无论是接种全细胞百日咳疫苗还是同时接种多种疫苗）与SIDS的发生不存在因果关系。美国的一个安全监测系统——疫苗安全数据链（VSD）也曾对超过1300万的疫苗接种者进行分析，发现接种疫苗后1个月或2个月的人群死亡率低于美国一般人群，且死亡原因相似，这再次表明接种疫苗并不会增加死亡风险。

误解之三是接种疫苗会导致癌症。在20世纪50年代末和60年代初，科学家们发现用于制备脊灰灭活疫苗、脊灰减毒活疫苗和灭活腺病毒载体疫苗的猴肾细胞中潜藏着猿猴病毒40（SV40）。后来，研究人员在某些较为罕见的癌症患者的活检样本中也发现了SV40的基因片段，一些人因此推测疫苗接种与随后的癌症发展之间存在联系。然而事实是未曾接种SV40污染疫苗的癌症患者的癌细胞中也存在SV40的遗传残留物。

由于免疫接种通常面向健康者，且经常被推荐或强制执行，以提供社会和个人保护，因此疫苗必须保持很高的安全标准。但和所有医疗干预措施一样，疫苗并非完全没有副作用或产生其他不良后果的风险。及时、可信和有效的监控系统，以及对已发现的安全问题做出迅速反应等措施，对预防疫苗接种的不良事件、提高人们对免疫接种的信心至关重要。

传统的疫苗中有哪些成分

抗原：疫苗中最主要的活性成分，可诱导机体产生免疫反应。它可能是病原体的一小部分，如蛋白质或糖，也可能是整个病原体的弱化或灭活形式。

防腐剂：最常用的是2-苯氧基乙醇，已在多种疫苗中使用多年，本身对人体几乎没有毒性，同样应用于一些化妆品及护肤品中。不过，也有一些疫苗不含防腐剂。

稳定剂：可防止疫苗内部发生化学反应，并防止疫苗成分附着在疫苗瓶上。包括糖（乳糖、蔗糖）、氨基酸（甘氨酸）、明胶和蛋白质等。

疫苗与健康

表面活性剂：可防止疫苗液体形式的元素沉淀和结块，能使疫苗的所有成分较为均匀稳定地混合在一起。也常用于冰激凌一类的食品中。

残留物：在疫苗制备或生产过程中使用的各种物质，并非疫苗的活性成分，残留量非常少，通常为百万分之几或十亿分之几。包括卵白蛋白、酵母或抗生素。

稀释剂：用于将疫苗稀释至正确浓度的液体。最常用是无菌水。

佐剂：使疫苗在注射部位停留更长时间，或刺激局部免疫细胞，可提高机体的免疫反应。常见有铝盐（如磷酸铝、氢氧化铝或硫酸铝钾）。由于人们本身就通过饮食定期摄入铝，因此极少量的铝不会导致健康问题。

我们之所以不懈地推进疫苗安全性监测，并采用最新的生物技术来提高疫苗的安全性，目的就是预防和减少传染病的发生，提高人类的健康水平。疫苗是高科技的成果，也是人类智慧的结晶，科技发展的日新月异将为疫苗的产品质量保驾护航。科技创新没有终点，我们对疫苗安全性的追求也永无止境。

二、反疫苗运动：令人悲伤的误解

麻疹是一种常见的呼吸道传染病，由于其传染性非常强，因此在人们普遍接种麻疹疫苗前，发病率非常高。20世纪60年代初，仅美国每年就有近50万例报告病例。后来，随着麻疹减毒活疫苗的普及，麻疹病例数量急剧下降，到2000年，美国宣布已根除了麻疹，也就是说不再出现本地传播病例。可是，2014年冬天，曾经宣告绝迹的麻疹又在美国出现了暴发流行，这是怎么回事呢？

被阴影笼罩的度假胜地

2014年11月，美国大部分地区遭遇了前所未有的寒潮，只有南加州幸免于难，位于该地的迪士尼乐园自然成了热门的度假胜地，单日游客量突破130万人次，创下历史最高纪录。

一切看起来都是那么的欢乐祥和，直到一位麻疹感染者来到乐园。在他未被确诊的那段时间，已有数十名儿童被感染。2015年1月中旬，又有50例新发麻疹病例经确认与迪士尼乐园疫情相关。在疫情蔓延的同时，这位麻疹感染者又导致113人感染。其中有多例感染者需要住院治疗，遏制每例感染的成本高达11000美元，这对当时的美国来说无疑是一场公共卫生灾难。

其实，这场悲剧原本是完全可以避免的。作为3价麻疹－腮腺炎－风疹（MMR）疫苗的一部分，麻疹疫苗的有效率接近100%。不幸的

疫苗与健康

发热

皮疹

上呼吸道炎症

麻疹病毒

麻疹的主要症状

是，加利福尼亚州的疫苗接种率低至60%，以至于无法建立起群体免疫，所有人都处于危险之中。

权威医学期刊《美国医学会杂志》曾对2000年以来本国的麻疹病例进行了分析，发现1416名麻疹患者中仅有14.1%接种了麻疹疫苗。未接种疫苗的患者主要为儿童，其中70.6%的父母都以非医学理由（比如宗教信仰）拒绝接种疫苗。2017年，美国明尼苏达州暴发了近30年来最严重的麻疹疫情，并向各地蔓延。2019年，麻疹疫情在华盛顿州持续扩散，华盛顿州长不得不宣布全州进入紧急状态，有的学校还规定所有未接种疫苗的儿童都不得上学。

研究发现，未接种疫苗的儿童患麻疹的风险是已接种疫苗儿童的35倍；同时，社区里未接种疫苗的儿童越多，麻疹的发生率越高。由此可见，拒绝接种疫苗是导致麻疹再次流行于美国的重要原因。

1. 历史上的麻疹与麻疹疫苗的诞生

现代分子生物学研究显示，麻疹是在公元 500 年之后才成为一种人类疾病的。这种地方流行病之前一直驻扎在一个社区中，因此很多人都产生了抵抗力；但一旦被传入从未接触过麻疹的人群中，就有可能造成灭顶之灾。

1529 年，古巴暴发麻疹，造成三分之二曾在天花中幸存下来的本地人死亡。两年后，洪都拉斯一半人口死于麻疹。除此之外，它还席卷了墨西哥、中美洲和整个印加帝国。据统计，在 1855—2005 年的 150 年间，麻疹造成全球约 2 亿人死亡。而在疫苗被推广应用之前，全世界每年有 700 万—800 万儿童死于麻疹。

1954 年，研究人员从一个名叫大卫·埃德蒙斯顿的美国男孩体内分离出麻疹病毒，并在鸡胚胎组织培养物上进行了适应和传代。莫里斯·希勒曼利用埃德蒙斯顿病毒株成功开发出第一支麻疹疫苗，并于 1963 年在美国获批使用。此后，科学家们又陆续开发了 20 多种新型减毒麻疹疫苗。与原始的埃德蒙斯顿疫苗相比，新型麻疹疫苗相关的不良事件的发生率和严重性大大降低，尤其是发热和皮疹。

2. 麻疹曾在美国一度绝迹

作为最早建议常规使用麻疹疫苗的国家之一，美国曾先后经历了三次广泛的接种运动。

第一次是在 1966 年，对 12 个月大的婴儿进行常规的单剂量麻疹

疫苗与健康

得益于麻腮风联合疫苗广泛接种建立起的群体免疫，美国于2000年宣告本土消灭了麻疹，但而后随着疫苗接种率的下降，麻疹疫情死灰复燃。

疫苗接种。第二次是在 1978 年，随着接种策略改为通过单剂疫苗实现多数人群的麻疹免疫力，麻疹的发病率从每 10 万人中约 300 例急剧下降到 1982—1988 年的每 10 万人中约 1.3 例。1989—1991 年，由于以前的孩子只接种了 1 剂疫苗，麻疹再次暴发流行，因此美国建议对儿童进行常规免疫，并通过接种 2 剂麻疹疫苗降低 5% 的初次疫苗接种失败率（即首次接种后未能产生保护性免疫应答）。1993 年，儿童免疫倡议（CVI）呼吁再次尝试根除麻疹。随着 2 剂麻疹疫苗计划的推进，美国的麻疹病例数进一步减少，达到每 100 万人中少于 1 例。

得益于疫苗建立的公共卫生防线，美国疾病预防控制中心于2000年宣布已在本土消灭了麻疹，每年仅有约60例国外输入病例。从那时起，麻疹就几乎在美国本土绝迹了。

3. 反疫苗运动愈演愈烈

好景不长，一些家长对疫苗的态度渐渐发生了变化，越来越多人开始拒绝或推迟疫苗的接种。据统计，在参加调查的儿科医生和家庭医生中，93%的人报告每月至少有一位家长要求推迟疫苗接种，这一方面是因为家长们对疫苗的安全性过度担忧，以及对不接种疫苗可能带来的疾病危害认识不足，另一方面是因为家长们受到一些有关疫苗和疫苗安全性的错误信息的影响，从而产生了不同程度的困惑和焦虑。

这一切都源于20世纪90年代后期发生的两件事。1998年，英国胃肠病学家安德鲁·韦克菲尔德在《柳叶刀》上发表了一篇文章，推测MMR疫苗成分与自闭症有潜在联系，这在医学界引起一片哗然。虽然很多人对这一推断性的观点表示极大的怀疑，但大家在如何回应上意见并不统一。这反而让韦克菲尔德钻了空子，他趁机操纵媒体大肆宣传自己的观点，还被很多人奉为反疫苗的"斗士"。

第二件事是1999年美国食品药品监督管理局和美国儿科学会做出了一个杞人忧天的决定，即在没有充分证据证明疫苗中极微量的硫柳汞（一种汞基防腐剂，可阻止疫苗瓶中细菌和真菌的生长）会导致不良反应的情况下，建议立即从标准的儿科疫苗中去除硫柳汞。这一毫无缘由的调整引起了公众广泛的关注，并最终助长了一场由家长领导的草根运动"水银妈妈"，家长们坚信硫柳汞是造成孩子自闭症的原因。更糟糕的是，"水银妈妈"和韦克菲尔德的追随者们联手发起了声势更为浩大的反疫苗运动，导致越来越多人将守护自身健康的疫苗拒之门外。

什么是群体免疫

人们接种疫苗后通常可获得保护。但并非每个人都能接种疫苗，比如患有削弱免疫系统的基础病症（如癌症或艾滋病）或对某些疫苗成分严重过敏的人可能无法接种某些疫苗。如果这些人生活在接种过疫苗的人群中，他们基本上是安全的，因为大多数人都具有免疫力，病原体便很难传播。接种疫苗的人越多，无法接种疫苗的人接触到有害病原体的可能性就越小，这就是群体免疫的原理。

对那些不能接种疫苗的易感人群来说，群体免疫具有非常重要的作用。尽管没有一种疫苗能提供100%的保护，但通过群体免疫，这些人将因其周围的人进行免疫接种而得到相当大的保护。

4. 疫苗接种回到正轨

2010年，《柳叶刀》终于承认韦克菲尔德在研究和发表过程中可能存在欺诈行为，并正式将其论文撤稿。

此后，越来越多的儿科实践指南也制定了相关政策，称幼儿园和学校将拒绝接纳未接种疫苗的孩子入学。这一强制性措施的出台，既顺应了广大被感染儿童家长的呼声，也基于可靠的医学基础：没有接种疫苗的儿童不仅自己容易感染疾病，还可能传染身边的易感人群，造成更为严重的后果。但这一系列补救措施似乎为时已晚，美国不同地区先后出现了麻疹流行，消除反疫苗运动的影响任重而道远。

作为历史上最成功、最具成本效益的医学干预措施之一，接种疫苗自 20 世纪初以来一直是延长人类寿命的重要手段。公共卫生部门官员几乎从没想过疫苗计划的实施会引起民众的抗拒，毕竟当一种危险的传染病暴发流行时，人们一定会将注意力更多地集中在预防上。但事实是当一些传染病（比如麻疹）得到较好的控制后，大众开始对疫苗的安全性产生疑虑。更令人遗憾的是，一旦接种率下降并出现疫情，多年来积累的对传染病的控制效果极有可能"一夜回到解放前"。

对疫苗接种这一群体性的公共卫生干预措施而言，科学家不断创新、研发高效安全的疫苗只是其一，关键是要让大众普遍认识到疫苗接种的重要性，他们对疫苗的态度将直接影响接种效果与疾病防治。只有绝大多数人接种了疫苗，才有可能建立起免疫屏障，有效控制疫情，否则即便开发出保护率为 100% 的疫苗也是徒劳，因为疫苗只能保护接种的个体，而少数人接种并不能阻止疾病在整个人群中的流行。

三、未来已来：mRNA 疫苗面面观

从疫苗的发展历史看，如果把减毒活疫苗和灭活疫苗归为第一代疫苗，把重组蛋白疫苗等组分疫苗归为第二代疫苗，那么第三代疫苗主要指核酸疫苗。目前，第一代和第二代疫苗是正在人群中大规模使用的疫苗的主力，而在新冠疫情暴发之前，还从来没有一款正式获批大规模用于临床的核酸疫苗。

核酸疫苗主要分为脱氧核糖核酸（DNA）型疫苗和核糖核酸（RNA）型疫苗，mRNA 疫苗属于后者，目前获批紧急使用的新冠核酸疫苗都是 mRNA 疫苗。在大多数人眼里，mRNA 疫苗是在抗击新冠疫情的过程中"一战成名"的，毕竟此前没有任何一个国家批准过这种疫苗。但和许多重大的科学突破一样，mRNA 技术的出现并非一日之功，而是经历了长期的积累与投入。

发现 mRNA：一场科学界的接力

1944 年，洛克菲勒研究所的埃弗里等人提出 DNA 是遗传的物质基础。1953 年，沃森和克里克发现了 DNA 的双螺旋结构，开启了分子生物学时代。随着"生命之谜"被破解，人们逐渐了解了遗传信息的构成和传递途径。

1961 年，在加州理工学院的一个实验室，科学家首次成功提取出 mRNA，并对其功能和生物学行为进行了充分的研究。他们发现，在 DNA 和蛋白质之间有一个负责传递信息的"中间人"，也就是 mRNA。mRNA，即 messenger RNA（信使 RNA），由 DNA 的一条单链作为模板转录而来，是携带遗传信息并能指导蛋白质合成的一类单链 RNA。通俗地说，mRNA 复制了细胞核中双链 DNA 一条链的遗传信息，随即离开细胞核。在细胞质中，核糖体沿着 mRNA 移动，读取其碱基序列，并翻译成相应的氨基酸，最终形成蛋白质。

直到 1990 年，威斯康星大学的乔恩·沃尔夫等人才首次报道将 mRNA 注射至小鼠的骨骼肌内，可表达相应的蛋白质并使小鼠产生免疫反应，这揭示了 mRNA 技术用于疫苗研究的可能性。两年后，又有研究者将编码激素的 mRNA 直接注射至小鼠的大脑，发现可以缓解尿崩症，这说明 mRNA 具备成为治疗性药物的潜力。

mRNA 疫苗的原理是将编码疾病特异性抗原的 mRNA 引入体内，利用宿主细胞的蛋白质合成机制产生抗原，从而触发免疫应答，起到预防疾病的作用。

如果将人体比作一台机器，那么数百万种微小的蛋白质便是维持机器运行的零部件，mRNA 则是制造零部件的总指挥。也就是说，mRNA 序列注入人体后，跳过了体外合成蛋白质的过程，直接在人体细胞内生产能够触发免疫反应的蛋白质，相当于针对免疫系统进行"战前演习"，使其产生对特定病原体的免疫记忆。这样当真正的病原体进入人体时，免疫细胞便如同训练有素的军队，能够快速识别病原体，向其发起精准的攻击。

1. mRNA 疫苗的独门秘籍

"天下武功，唯快不破。"和其他类型的疫苗相比，mRNA 疫苗最大的优势就是快速，只要掌握病原体的基因序列，就可迅速研制出

mRNA 疫苗。设计和构建上的快捷、对病毒变异的高度应变能力，以及高效的通用性全合成生产工艺平台、易于标准化生产等技术优势，决定了 mRNA 疫苗生产环节少，研发周期短，工艺相对简单，能够迅速量产。新冠病毒基因序列发布 42 天后，科学家们就设计出了第一款 mRNA 疫苗。即使病毒变异导致疫苗失效，mRNA 技术也能在很短的时间内（1—2 个月）改变 mRNA 序列，推出升级版的疫苗。可以说，mRNA 技术不仅满足了传染病暴发时快速研发和大规模、低成本、灵活性生产应急性疫苗的要求，也是今后人类对抗各种新发传染病的重要手段。

mRNA 疫苗的第二个优势是安全。因为无须在实验室培养大量活病毒，所以生产过程中不可能出现病毒泄露的情况。另外，mRNA 疫苗通常不需要添加免疫佐剂，这就避免了佐剂可能引起不良反应的风险。当然，作为一种全新机制的疫苗，mRNA 疫苗的安全性还有待在大规模的临床运用中进行验证，上市后的跟踪监测也是必不可少的。

mRNA 疫苗的第三个优势是高效。传统的灭活疫苗通过添加佐剂来增强体液免疫和抗体反应，但通常不能诱导细胞免疫。而基于 mRNA 平台开发的疫苗可同时刺激机体产生特异性的体液免疫和细胞免疫，保护更为全面。

2. mRNA 疫苗的三大难题

既然 mRNA 疫苗从理论上来看具有如此大的优势，为何新冠疫情暴发前没有任何一款 mRNA 疫苗问世呢？其实长期以来，mRNA 疫苗的研究受到分子的不稳定性、免疫刺激不足和 mRNA 递送时的低表达水平等限制一直进展缓慢。所幸科学家们没有放弃对 mRNA 技术的探索，历经 20 多年终于攻克了上述难题。

科学家们首先认识到，RNA 分子之所以不稳定，是因为环境中存在大量可分解 RNA 的酶——RNase，只要避免让 RNA 接触 RNase，或用试剂消除容器中的 RNase，RNA 反而是一种相对稳定的物质，并能以冻干形式在环境温度下长期储存。

对一款疫苗来说，不能引起足够的免疫反应是最致命的，如果这个问题无法解决，mRNA 疫苗的研发就会前功尽弃。刚开始，科学家们把在实验室设计、合成得到的 mRNA 疫苗用于动物实验，发现小鼠没有产生任何免疫反应，也就是说疫苗没有发挥作用。后来经过深入

这是信使 RNA（mRNA）的单链结构。

的研究，他们发现原来 mRNA 是被小鼠的免疫系统当作外来异物直接清除了，但和 mRNA 同属 RNA 家族成员的 tRNA（转运 RNA）却成功躲过了免疫系统的追踪。反复比对 mRNA 和 tRNA 的组成后，科学家们终于发现了两者的差别。

2005 年，美国宾夕法尼亚大学的研究人员卡塔琳·卡里科和德鲁·维斯曼利用 mRNA 修饰技术解决了这一难题。两人联名发表论文，称找到了 mRNA 的"致命弱点"。论文证明，mRNA 之所以能引起宿主的免疫反应，关键在于一种叫作尿嘧啶的核苷酸。如果能修改其核苷部分，用一个假尿嘧啶代替原来的成分，就能大大降低树突细胞识别出该 mRNA 的可能性，帮 mRNA 绕过免疫系统。

为什么 mRNA 看似无所不能，却很难应用于临床实践？主要原因在于 mRNA 进入生物体内非常低效，即 mRNA 需要在一种有效载体的帮助下进入细胞。为了提高 mRNA 的稳定性，使其更容易进入细胞，2015 年，研究人员将 mRNA 制成微小脂肪粒，即脂质纳米颗粒（LNPs），果然显著改善了 mRNA 疫苗的信息传递效率。一方面，LNPs 具有较好的生物相容性和生物降解性，可保护封装的药物不被降解或被免疫系统清除；另一方面，有效的药物包装也可大大降低给药剂量。

至此，全新的 mRNA 疫苗呼之欲出。

3. 从概念到落地：透过 mRNA 疫苗看未来

在新冠疫苗出现之前，大部分关于 mRNA 疫苗的早期研究都集中在癌症领域。癌症疫苗是治疗性的，而不是预防性的。目前涉及的临床试验适应征包括乳腺癌、非小细胞肺癌、黑色素瘤、多发性骨髓瘤等，其中多项已进入Ⅱ期临床研究阶段。

针对感染病领域的mRNA疫苗临床研究也不少，包括狂犬病毒、人偏肺病毒、寨卡病毒、巨细胞病毒和艾滋病毒等，其中针对艾滋病毒的多项临床试验已进入Ⅱ期临床研究阶段。最近的动物研究结果表明，除了癌症和传染病外，RNA疫苗或许还能用于预防或治疗过敏和自身免疫性疾病。

原本这些关于mRNA疫苗的研究都在不急不慢地进行着，加上审批的时间，mRNA疫苗问世至少还需要5—7年。但疫情的暴发改变了这一切，各国政府的资源投入及由此展开的国际合作达到了前所未有的水平，几个月内就通过有效性数据和大规模应用为mRNA疫苗提供了概念性验证。

2020年7月，基于mRNA技术的新冠疫苗Ⅲ期临床试验启动。当Ⅲ期临床研究完成，准备提交监管部门批准时，企业便已开始大规模生产储备。11月9日，BioNTech的Ⅲ期临床数据显示，mRNA疫苗有效率超过90%。11月16日，Moderna公布了Ⅲ期临床数据，3万名接种者中的疫苗有效率达到94.5%，重症保护率为100%。12月，两家公司的新冠mRNA疫苗先后在多国获批上市，这场人类历史上最大规模的疫苗接种行动自此拉开序幕。

如何计算疫苗的保护率

疫苗保护率的计算公式是：（对照组发病率－接种组发病率）/

对照组发病率 ×100%。

举个例子，参加研究的测试者共10000人，他们被分为两组，即试验组和对照组，各5000人。在不知情的情况下，试验组的人接种疫苗，对照组的人则只接种安慰剂。让10000人在同一高风险环境下生活，随后对比两个组的情况。如下图所示，如果试验组有1%的人被感染，对照组有4%的人被感染，那么疫苗的保护率就是（4%-1%）/4%=75%。

若试验组无人被感染，而对照组仍有4%的人被感染，保护率就是100%。若两组感染比例相同，保护率就是0。

保护率的百分比多高才最理想呢？世界卫生组织认为保护率达到50%的疫苗就算合格，也就是说接种疫苗可使感染率降低50%。

但由于不同疫苗的临床研究所涉及的时间、地区、人群等情况不同，统计口径也存在差异，因此无法直接对疫苗的优劣进行比较。此外，保护率百分比的计算和如何定义感染者有关，比如：单次核酸检测阴性但表现出症状的患者是否算感染者？由此可知，将不同研究中得到的疫苗保护率数值直接比高低并不科学。

4. 国产 mRNA 疫苗取得新突破

自新冠疫情暴发以来，我国采取多头并进的疫苗研发思路，目的是为疫情防控提供不同种类的"武器"。除了已获批附条件上市或授权紧急使用的灭活疫苗、腺病毒载体疫苗和重组蛋白疫苗外，国产 mRNA 疫苗的研发也在稳步推进中，并已取得新的突破。

2020 年 7 月 23 日，我国科学家在国际顶级期刊《细胞》上报道了自主研发的首个针对新冠病毒的耐高温 mRNA 疫苗——ARCoV。众所周知，疫苗必须冷藏保存，一般在 2℃—8℃的环境下是安全

辉瑞公司开发的 mRNA 疫苗需要在极低的温度下储存。

的。mRNA 疫苗因稳定性较低，对储存条件的要求更为严苛。比如 BioNTech 称其疫苗需要 -70℃储存，Moderna 的疫苗虽稍显"皮糙肉厚"，但在运输中也需要保持 -20℃冷冻。相较于国外这两款 mRNA 疫苗，ARCoV 则可实现在 2℃—8℃环境下保存，突破了 mRNA 疫苗必须超低温冷链运输的技术瓶颈。目前，包括该疫苗在内的多款"中国制造"的 mRNA 疫苗均已进入临床研究阶段。

2020 年新冠疫情暴发，mRNA 技术准备就绪，成就了一次天时地利的历史巧合。历经约 40 年的上下求索，mRNA 技术终于翻开了新篇章。从新冠疫苗到癌症治疗，未来 mRNA 技术或许将逐步涉足更多的疾病领域。

图书在版编目（CIP）数据

疫苗与健康 / 上海市老年教育教材研发中心编. —
上海：上海教育出版社，2022.7
ISBN 978-7-5720-1374-4

Ⅰ.①疫… Ⅱ.①上… Ⅲ.①疫苗 – 关系 – 健康 – 老
年教育 – 教材 Ⅳ.①R979.9

中国版本图书馆CIP数据核字(2022)第120885号

责任编辑　周琛溢
装帧设计　周　吉

疫苗与健康
上海市老年教育教材研发中心　编

出版发行　上海教育出版社有限公司
官　　网　www.seph.com.cn
地　　址　上海市闵行区号景路159弄C座
邮　　编　201101
印　　刷　上海锦佳印刷有限公司
开　　本　700×1000　1/16　印张7
字　　数　80千字
版　　次　2022年8月第1版
印　　次　2022年8月第1次印刷
书　　号　ISBN 978-7-5720-1374-4/R·0011
定　　价　45.00元

如发现质量问题，读者可向本社调换　电话：021-64373213